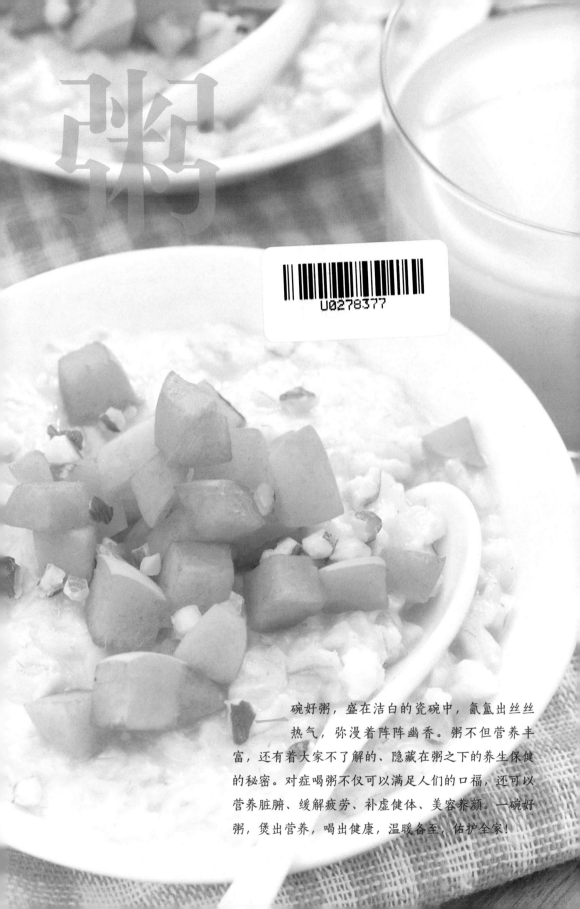

粥

一碗好粥，盛在洁白的瓷碗中，氤氲出丝丝热气，弥漫着阵阵幽香。粥不但营养丰富，还有着大家不了解的、隐藏在粥之下的养生保健的秘密。对症喝粥不仅可以满足人们的口福，还可以营养脏腑、缓解疲劳、补虚健体、美容养颜。一碗好粥，煲出营养，喝出健康，温暖备至，佑护全家！

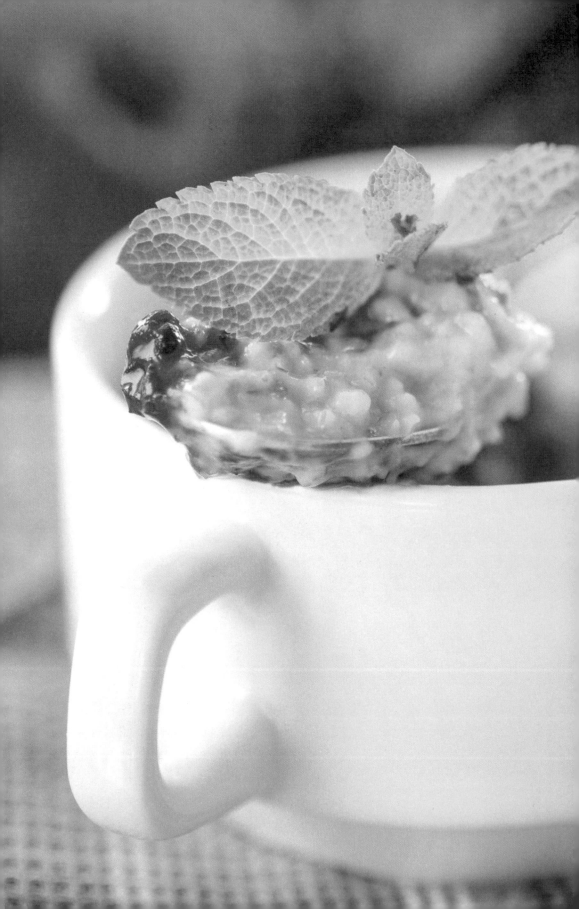

春温、夏热、秋凉、冬寒，四季气候各有不同，只有顺应四时之变，用与气候相应的食材煲粥，因时进补，才能滋养身心，让你每季都健健康康！

五谷杂粮营养多，粗粮细熬更养人。古人称粥为"神仙粥"，为世间第一补人之物。而将药入粥，制成药粥食用，其养生效果更佳，且有调理之功。

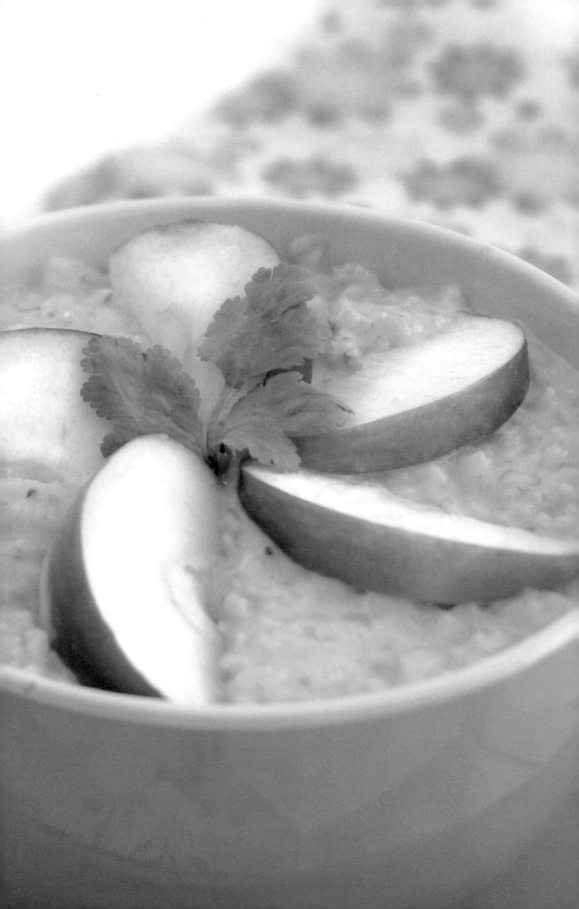

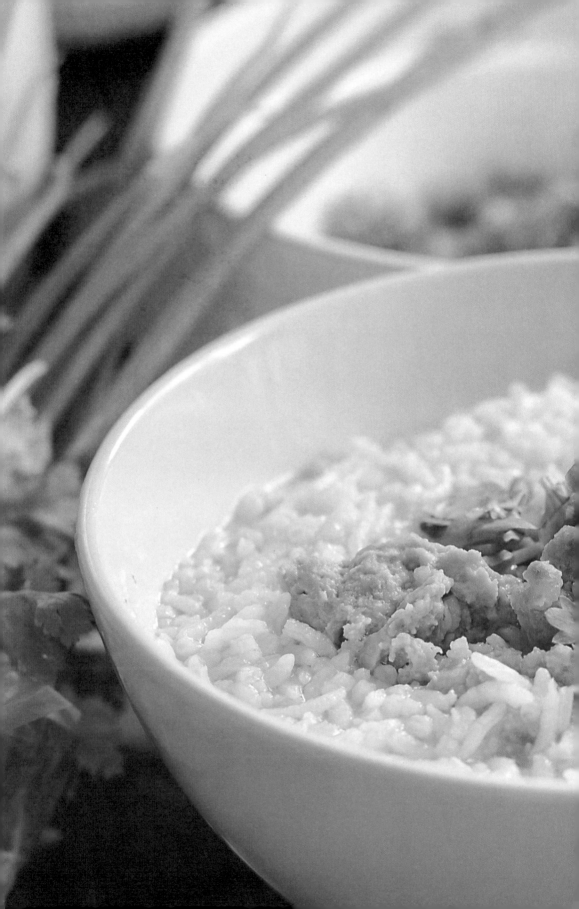

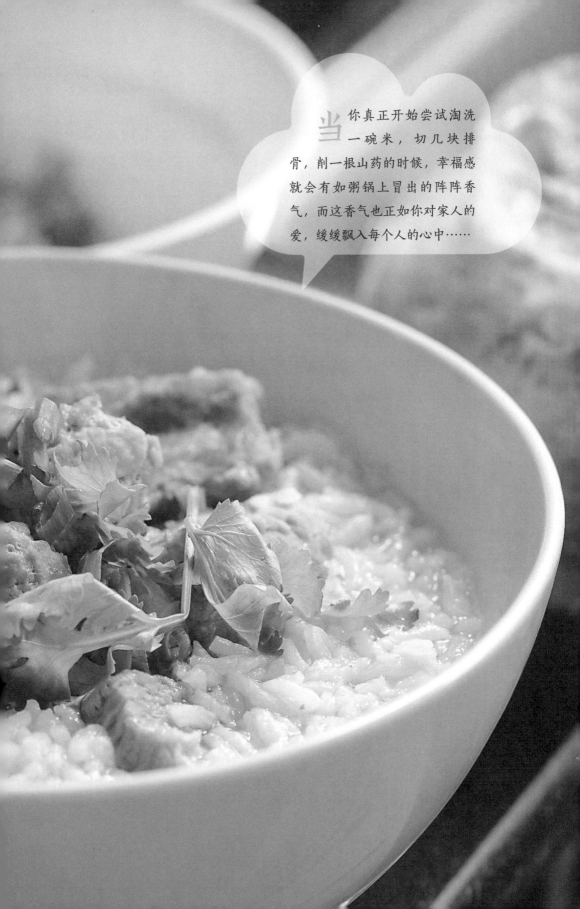

当你真正开始尝试淘洗一碗米，切几块排骨，削一根山药的时候，幸福感就会有如粥锅上冒出的阵阵香气，而这香气也正如你对家人的爱，缓缓飘入每个人的心中……

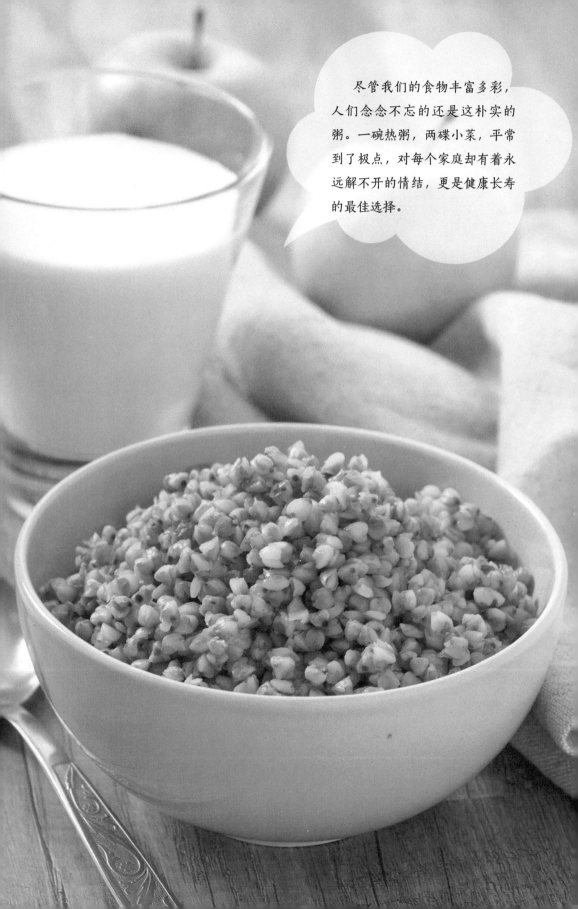

尽管我们的食物丰富多彩，人们念念不忘的还是这朴实的粥。一碗热粥，两碟小菜，平常到了极点，对每个家庭却有着永远解不开的情结，更是健康长寿的最佳选择。

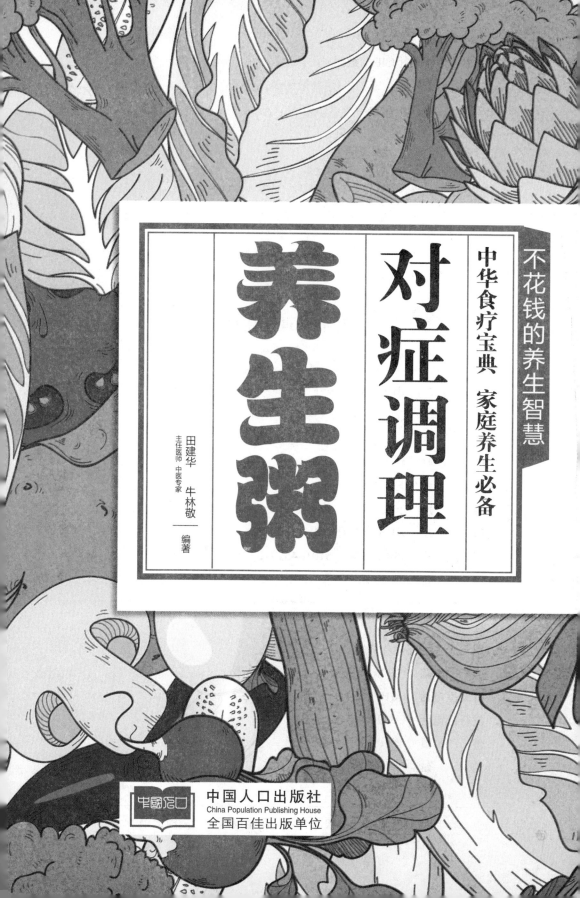

不花钱的养生智慧

中华食疗宝典　家庭养生必备

对症调理养生粥

田建华　牛林敬

主任医师　中医专家

编著

中国人口出版社
China Population Publishing House
全国百佳出版单位

图书在版编目（CIP）数据

对症调理养生粥 / 田建华，牛林敬编著 . — 北京：
中国人口出版社，2016.9

ISBN 978-7-5101-4529-2

Ⅰ . ①对… Ⅱ . ①田… ②牛… Ⅲ . ①粥－食物养生
－食谱 Ⅳ . ① R247.1 ② TS972.137

中国版本图书馆 CIP 数据核字 (2016) 第 188897 号

对症调理养生粥

田建华　牛林敬　编著

出 版 发 行	中国人口出版社
印　　　刷	北京振兴源印务有限公司印刷
开　　　本	710 毫米 × 1000 毫米　1/16
印　　　张	18.75
字　　　数	230 千字
版　　　次	2016 年 9 月第 1 版
印　　　次	2016 年 9 月第 1 次印刷
书　　　号	ISBN 978-7-5101-4529-2
定　　　价	28.00 元

社　　　长	张晓林
网　　　址	www.rkcbs.net
电 子 信 箱	rkcbs@126.com
总编室电话	（010）83519392
发行部电话	（010）83534662
传　　　真	（010）83519401
地　　　址	北京市西城区广安门南街 80 号中加大厦
邮　　　编	100054

前 言

古代养生家称粥为"世间第一补人之物"，其不仅具有补中益气、健脾和胃、补益肾精、益寿延年、减肥瘦身及护肤养颜等功效，而且对症食用，还可以起到防病治病的辅助功效。

俗话说："每天喝点粥，养生防病入。"一碗再普通不过的粥，却有着神奇的养生作用。例如，腰膝酸软者喝枸杞桑葚粥，可补肾壮骨；便秘者喝番薯粥，可益气通便；大便溏泄者喝大枣糯米粥，可健脾益气；小便不利者喝薏苡仁玉米粥，可利水渗湿；失眠者喝百合莲子粥，可养心安神；如此等。如果按季节来喝粥，春天喝菊花粥，可清热养肝；夏天喝绿豆粥，可清热消暑；秋天喝银耳粥，可滋阴润燥；冬天喝八宝粥，可温胃健脾。此外，还可以根据不同人群、不同体质、不同脏腑对症喝粥，都能起到一定的养生作用。

没错，粥膳作为一种养生保健方法，正在逐渐被人们所熟知。为帮助读者认识各种粥膳的功效和适用病症，对症选用，烹谷为粥，达到健康长寿的目的，我们组织有关专家精心编写了这本《对症调理养生粥》，致力于让滋补粥膳更好地为您的养生之路保驾护航。

本书共分为上、中、下三篇，上篇主要介绍了粥膳养生的基础知识；中篇精选了近两百款营养美味的粥膳，有日常保健粥，有五脏养生粥，有四季养生粥等，有针对不同体质的调养粥，有不同家庭成员的补养粥；下篇精选了针对感冒、咳嗽、哮喘、便秘、腹泻、口腔溃疡、高血压、冠心病、脂肪肝等病症的一百三十余款强身粥。此外，多数粥品下皆含主料、调料、做法、营养专家点评，有的还附带饮食注意。最后，在附录中还选取了三十多种让人垂涎的佐粥小菜，凉热皆有，简单易做，美味营养。普通读者都能一看就懂，一学就会。学会对症选用适合自己和家人食用的滋补粥，掌握制作滋补粥膳的方法，将这些美味又营养的粥膳端上餐桌，小喝一碗，细品美味，体会温暖，享受健康。

值得提醒的是，药膳粥中毕竟含有中药成分，这就决定了药膳粥不能像普通的粥那样随意食用，而必须要讲究药物的对症原则，需要在医生的指导下正确的选用。

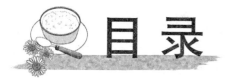

目录

上 篇

煲粥常识，学做粥膳益养生

中 篇

滋补保健，五谷杂粮煲好粥

第 ② 章　日常保健，变着花样煮好粥

第 3 章 粥养五脏，五脏强则百病不侵

第 ❹ 章　美容塑身，由内而外喝出美丽

第 5 章　四季养生，喝粥应根据季节走

第6章　认清体质，喝粥应根据体质走

第 7 章　粥养全家，男女老幼的保健粥

下　篇

疾病防治，对症调理巧喝粥

第 **8** 章　对症喝粥，打好身体保卫战

附录 爽口易做的佐粥小菜

煲粥常识，学做粥膳益养生

滋补保健，五谷杂粮煲好粥

疾病防治，对症调理巧喝粥

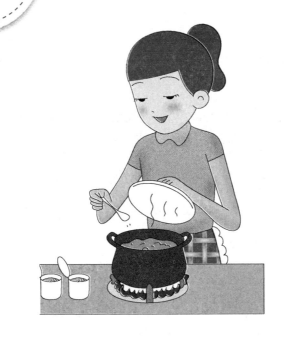

上篇

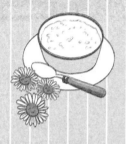

煲粥常识，
学做粥膳益养生

　　"每天喝点粥，养生防病入"，一碗再普通不过的粥，却有着神奇的养生作用，难怪中国人都爱喝粥。《黄帝内经》早在几千年前就告诉我们："谷不入，半日则气衰，一日则气少矣。"故此，我们可以掌握一些科学实用的煲粥喝粥常识，将粥膳端上自己家的餐桌，轻松解决家人和自身的健康问题。

第❶章
"神仙粥"，世间第一补人之物

　　"粥疗"是中华民族食疗实践中非常重要的组成部分。古人称粥为"神仙粥"，民间亦云："若要不失眠，煮粥加白莲；要想皮肤好，粳米煮大枣；要保肝功好，枸杞煮粥妙；心虚气不足，粥加桂圆肉；夏令防中暑，粥同荷叶煮……"粥膳作为一种养生保健方法，正在逐渐被人们所熟知。

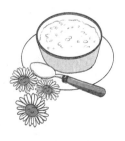

粥养之妙：
了解粥的补人之处

古代医家和养生家称粥为"第一补人之物"。一年四季，在膳食中有粥，不仅可以调剂胃口，增进食欲，而且可以增强体质，益寿延年。

容易消化，调养肠胃

消化系统是人类吸收营养最重要的通道，其中又以肠胃为最重要的器官，肠胃好，身体就健康。肠胃若有问题则百病丛生。而往往在人过中年之后，体内的各个器官都逐渐衰老，生理功能开始下降，消化功能也不例外。牙齿松动、脱落，味觉减退，胃肠道平滑肌开始萎缩、弹性减低、蠕动变慢，食物在胃肠道中行进速度减慢，易于滞留，同时胃肠黏膜逐渐变薄，消化腺也逐渐萎缩，消化液分泌减少，对食物的分解能力降低，胃肠功能越来越虚弱。而此时调理好肠胃是身体健康很重要的一环。

调理肠胃又以饮食的节制与调理最为重要。"三分医药，七分调理"，那么肠胃不好吃什么调理呢？李时珍提倡食粥。他认为脾胃功能虚弱，实行粥养最佳，"每日起食粥一大碗，空腹胃虚，谷气便作，所补不细，又极柔腻，与肠胃相得，最为饮食之妙诀也"。可以说，在众多食品中，粥是最适合调养肠胃、增进食欲的食品。一方面，粥含水分较高，能补充身体需要的水分，而且粥易于消化，对健康有益。早上喝一碗粥，前两个小时总能够保持精神饱满的状态，但是到了10点左右，肚子就开始咕咕叫了。这并不是因为粥没有营养，而是粥具有促进消化、易于吸收的特点。因此在饮食上可推行"早喝一碗粥，晚备一碗汤"的饮食原则。

此外，白米粥因其容易消化的特性，是我们首先极力推荐的，因为白米熬煮温度超过60℃就会产生糊化作用，熬煮软熟的稀饭入口即化，下肚后非常容易消化，很适合肠胃不适的人食用。另外，在家庭养生中，山药粥也是调养肠胃的上品粥膳，有健脾、化湿、止泻的功效，很适合脾胃虚弱及湿热、腹泻患者食用。据说酷爱读书的诗人陆游常常在青灯相伴下读至深夜，他听着梧桐树叶发出的沙沙声，一阵饥饿袭来，于是吃上一碗热气腾腾的山药粥，如饮美味琼浆一般。陆游得享86岁高寿，或许就得益于经常服食这种有益于健康的粥呢。

此外，这里为你推荐另一道粥，即鸭肉粥。鸭肉粥具有养胃的功效，对胃肠消化能力差的人，是非常适合的。像在《红楼梦》里，年事较高、颇懂养生之道的贾母在元宵节深夜看完爆竹后，面对无数美食，单单点了鸭肉粥。需要说明的是，肠胃不好的人吃鸭肉要特别注意食用方法。比如，因为鸭肉的脂肪含量少，要想做得香，在烹调时就要加入较多的油，所以，市场上最常见的烤鸭、板鸭、红烧鸭等，都不太适合肠胃不好的人。

养生保健，益寿延年

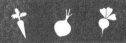

食粥可养生保健，益寿延年。关于粥膳的养生保健作用，南宋著名诗人陆游曾作诗《食粥》云："世人个个学长年，不悟长年在目前。我得宛丘平易法，只将食粥致神仙。"的确，五谷杂粮熬煮成粥，含有丰富的营养素与膳食纤维，处于成长期、牙齿松动的人，多喝粥可防小病。粥更是保健养生的最佳良方，俗话说"老人吃粥，多寿多福"。很多长寿老人的长寿秘诀，就是每天早晨食用燕麦粥。据专家研究，燕麦中含有人体必需的有效成分，这些成分对防止老年性疾病具有特殊功能，对改善血液循环、调整性腺功能、延缓衰老，具有一定的辅助功效。还有一些粥品能起到辅助预防老年病的作用，比如，黑米粥，曾受到汉武帝刘彻的高度评价，并将它列为御贡，此后历代皇帝都效法享用。老年人常食黑米粥，可补肾延年。可见粥的养生保健作用之大，深入人心。

如果能随着季节的变换，选取时鲜的粥品，这样，不仅有常吃常新、不倒胃口的惬意感，也可以多方面吸收各种养分，满足机体的需要。

春天可多食胡萝卜粥。富含胡萝卜素，凡中老年人以及食欲不振或消化不良、皮肤干燥者可食用此粥。

夏天可多食绿豆粥。绿豆粥有止烦渴、消水肿、解热毒的作用。其他如小米和粳米、玉米渣和粳米两米粥等，加上大枣、核桃仁、瓜子仁、葡萄干和板栗、芝麻、花生仁等干果，熬成药粥，可以养脾胃，健体魄。

秋天可多食芡实粥。芡实，俗称鸡头米，是生长在湖中、池塘里的一种小圆叶植物，所结籽粒，颇有药用价值，与李时珍《本草纲目》中的鸡头粥相同。能强肾壮体，更有益耳聪目明，对于预防脑细胞衰退和增强记忆力，也有一定的帮助。

冬天可多食玉米面红薯粥。玉米、红薯都属食药两用的天然食品，玉米富含蛋白质、脂肪、淀粉和钙、磷、铁、维生素B_1、维生素B_2及胡萝卜素，后者含有较丰富的维生素C。玉米含有的黏蛋白，能阻止胆固醇在血管壁上沉积，防止动脉硬化，保持血管弹性；又能防止肝肾中结缔组织萎缩，预防胶原病的发生，还能防止便秘，保持良好的智力。红薯中含有蛋白质、淀粉、果胶、纤维素、维生素、氨基酸及多种矿物质，可保护心脏，预防便秘，健脾开胃。总之，常食两者混煮的粥，对补益身体大有裨益。

增强体质，防治疾病

"食物是最好的医药"，想必许多人都听过这句话。有时候我们生病了，医生会建议多吃一些水果或五谷杂粮，而不是吃药打针。在诸多饮食疗法中，粥膳作为一种独特的保健食疗方法，对于增强体质、防治疾病能起到一定的作用。早在先秦时期，《史记·扁鹊仓公列传》中载有西汉名医淳于意（仓公）用"火齐粥"治齐王病的案例。汉代医圣张仲景除用药治病之外，也很重视粥的运用。如《伤寒论》桂枝汤"服已须臾，啜热稀粥一升余，以助药力"，《金匮要略》用栝楼桂枝汤治痉，"微取汗，汗不出，食倾啜热粥发"，是用粥以发汗者。苏东坡亦有书帖说："夜饥甚，吴子野劝食白粥，云能推陈致新，利膈益胃。粥既快美，粥后一觉，妙不可言。"

我们知道，不同品种的粮食，其性味不同，营养价值也不同，因此，它们所能调治的疾病也不尽相同。例如，玉米被公认为"黄金作物"，它的纤维素要比精米、精面粉高4～10倍。纤维素可加速肠蠕动，降低胆固醇吸收，预防冠心病；绿豆味甘性寒，有利尿消肿、清凉解渴的作用；荞麦含有其他谷物所不具有的叶绿素和芦丁。

与普通粥膳有所不同的药粥，即用适当的中药和具有治病功效的食物与适量的米同煮为粥，它是一种以药治病、以粥扶正的食养食疗的好方法。如身有疾患，可对症选粥。例如，体质虚弱的人，可选用人参粥、山药粥、何首乌粥、黄芪粥等；肺结核患者，可选用百合粥、茯苓粥；胃痛者，可选用砂仁粥、莱菔子粥；肺热咳嗽患者可选用贝母粥、竹沥粥等。现代不少医家继承古方，古粥今用，创造了许多行之有效的新药粥方。已故名老中医岳美中，从古用黄芪粥治疗水肿的记载，结合自己的临床经验，自拟了一复方黄芪粥，应用于慢性肾炎，收到良好效果。

另外，药粥还适合身体虚弱、需要补养的大病初愈患者或者产后妇女。慢性久病患者，由于抵抗力低下，往往不能快速痊愈，长期采用中西药物治疗，不仅服用麻烦，而且一些药物还有不良反应。根据病情的不同加入不同的中药熬粥食用，既能增强体质，又能防治疾病。

美容护肤，排毒养颜

自古以来，美貌是女人的重要"武器"，每个女人都希望自己能够拥有美艳的容貌。虽然不是每个女人都能得到上天的眷顾，被赐予花容月貌，但是可以通过后天努力成就她们的美貌。

在古代还没有化妆品的时候，中国女性到底用什么方法，保持滑润细嫩的皮肤呢？使用化妆品的人工美，与不用化妆品的自然美，两者相较，后者更令人赏心悦目。《黄帝内经》提示：五脏健康，容颜才美。其中的奥妙就是美丽是可以吃出来的。饮食之中自有美容养颜之妙术，不同种类的粥不但能够起到美白、补血、乌发等作用，还有润泽皮肤、光洁面容的功效。

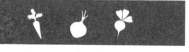

我国古代爱国诗人屈原，就有"朝饮木兰之坠露兮，夕餐秋菊之落英"的诗

句。菊花中含有香精油、菊花素、腺嘌呤、氨基酸和维生素等物质，可抑制皮肤黑色素形成，活化表皮细胞，有很好的美容护肤作用。将新鲜粳米100克熬粥，待粥将熟时放入菊花5～10克，再用小火煮5分钟左右即可。此粥色鲜亮微黄，气味清香，除了美容养颜外，还具有散风热、清肝明目、解毒的功效。

另外在《红楼梦》中也记载了薛宝钗养身美颜的粥品："每日早起，拿上等燕窝一两，冰糖五钱，用银吊子熬出粥来，若吃惯了，比药还强，最滋阴补气的。"这里提到的燕窝粥是美容养颜的上品，古人视燕窝为八珍之一，是达官显贵家族女性的珍爱。

从古至今，粥乃食中第一品，以其无穷的魅力充当着美容养生的宠儿，现如今的粥在继承其传统的基础上又有所改进，不仅更加美味，而且品种越来越丰富。如此佳品怎能被时尚爱美的人们所错过呢！

是的，爱美的人，最佳的美容方法不是靠外在的化妆品，而是把身体内在调理好，有节制地吃，有选择地吃。与其花大价钱护肤，倒不如试试简单美味粥，慢慢煲来，细细品用，既排毒养颜又涤荡身心。如食用玫瑰花粥，不仅可悦人容颜，使皮肤更加细腻光滑，还可辅助治疗肝气郁结引起的胃痛，并有镇静、舒肝的功效。熬粥时，最好采用经过脱水处理的尚未开放的小小玫瑰花蕾，所有营养物质都"含苞"在尚未开放的花蕾中。杏花也具有美容养颜的作用。将杏花熬粥服用，可以借米谷助其药力，让肠胃充分吸收其内含抑制皮肤细胞酪氨酸酶活性的有效成分，以预防粉刺和黑斑的产生。

如此看来，粥食还真是最天然的美容药方。粥是最简单的食物，同时也成了包罗万象最让人产生各种想象的食品。且不论一碗浓鲜适度的粥让你体会到的是人情还是世事，一碗五谷和药材融洽相处的热乎乎的水米混合物下肚，带来的满足感和幸福感就是无与伦比的了。

减肥瘦身，健脾通便

现代人饮食精致又缺乏运动，多有肥胖、便秘等症状。对于肥胖者来说，节食减肥简直就是要命，其实减肥，只要吃对食物，一样能收到很好的瘦身效果。喝粥减肥就是不错的选择。如100克米饭所含能量超过100千卡，而100克稠粥只有30千卡左右。粥的体积大，会让人更容易饱，有利于防止能量过剩。如果不是喝白米粥，而是喝杂粮豆粥，饱腹感就更强了。所以，要减肥的人喝杂粮豆粥，就可以在不感觉饥饿、不减少营养摄入的前提下，有效排毒燃脂，减肥通便。

实际上，早在中国古代，宫廷御膳房就有了减肥药膳，以让那些体态臃肿的皇家贵族变得体态优美。元代忽思慧的《饮膳正要》中就记述了许多能够利水、减肥、润五脏的饮食方，《本草纲目》、《粥谱》中也有减肥药膳的记载。比如，来自《本草纲目》的薏苡仁粥能健脾除湿，减肥消肿。比如来自《粥谱》的冬瓜粥，常食能利尿消肿，减肥降脂。

对于现在的很多上班族来说，每天的早餐都是应付了事，还有很多人选择不吃早餐，认为这样可以减肥，殊不知这种做法不仅会影响身体健康，而且也不利于减肥。想要减肥，早餐很重要，我们可以选择荷叶粥。中国自古以来就把荷叶奉为瘦身的良药，它是许多想减肥但又不肯花大力气运动的上班族的心头之爱。荷叶有清热解暑、升发清阳、除湿祛瘀、利尿通便、健脾升阳的作用。

长期对症食用粥膳，不仅可以减肥，也有助于控制血糖。五谷杂粮中的膳食纤维进入胃肠后，会不断吸水膨胀，从而延缓身体对葡萄糖的吸收。膳食纤维还可以减少身体对糖的吸收，防止饭后血糖急剧上升，对于控制血糖与调节血糖很有帮助。

煲粥食材：
谷类、豆类、坚果与中药

　　粥的最妙之处还在于熬煮时可以添加不同的养生食材，如谷类、豆类以及核桃、板栗等坚果的混合搭配就可以变化出很多不同口感和营养功效的粥食，加上对症所需的一些中药，如山药、党参、大枣、枸杞子、百合等，就能发挥粥膳特有的养生、保健功效，也是老弱患者长年可用的养生食膳。

五谷为养：谷类是脏腑养生的佳品

　　俗话说"五谷为养"，食用五谷杂粮可养脏腑，早在古代就有"一谷补一脏"的说法。中医学认为，五谷不仅可以果腹，还是脏腑食疗养生的好食材。对于每餐都有大鱼大肉的现代人来说，平时多吃五谷类食物对于身体健康很有益处，吃五谷类能够增加膳食纤维的摄入，加强胃肠道的蠕动能力。

　　《黄帝内经·素问》也曾提出"五谷为养，五果为助，五畜为益，五菜为充，气味合而服之，以补精益气"的饮食调养的原则，同时也说明了五谷杂粮在饮食中的主导地位。其中五谷是指稻、麦、黍、稷、菽五种粮食作物。如今，五谷已泛指各种谷类、豆类等，俗称五谷杂粮。但"五谷为养"的思想一直没变，即提倡大家多吃一些五谷，以补益五脏，调养脾胃。常用的煲粥谷类如下。

煲粥所用谷类食物简介

种类	性味归经	养生功效	经典搭配	食用禁忌
粳米	性平，味甘；归脾、胃经	补中益气、健脾和胃	粳米+豆类 粳米+山药	不宜放碱；不可与马肉同食
小米	性凉，味甘、咸；归脾、胃、肾经	滋阴补血、和胃安眠、健脾养胃	小米+牛奶 小米+黄豆	气滞者忌用；素体虚寒、小便清长者少食
糯米	性温，味甘；归脾、胃、肺经	补中益气、健脾补胃、滋补御寒	糯米+山药 糯米+大枣	不宜与苹果、牛奶同食；胃炎、十二指肠炎患者不宜食用
糙米	性温，味甘；归胃、大肠经	补气养阴、清热凉血	糙米+红薯 糙米+排骨	胃溃疡及胃出血患者不宜食用
燕麦	性平，味甘；归肾、肺经	健脾益气、补虚止汗、养胃润肠	燕麦+牛奶 燕麦+百合	孕妇忌食；皮肤过敏者不宜食用
玉米	性平，味甘；归胃、大肠经	补中益气、温中开胃	玉米+酸奶 玉米+燕麦	腹胀者不宜食用
紫米	性温，味甘；归心、脾、肾经	滋阴补虚、健脾和胃	紫米+薏苡仁 紫米+椰汁	暂无明显禁忌，一般人均可食用
黑米	性温，味甘；归脾、胃经	补血明目、乌黑秀发、开胃益中	黑米+黑豆 黑米+大枣	脾胃虚弱的儿童及老人不宜多食

续表

大麦	性凉，味甘；归脾、胃经	健脾消食、消渴除热、益气宽中	大麦+糯米 大麦+牛奶	有回乳功效，因此怀孕期间和哺乳期的妇女忌食
高粱米	性温，味甘；归脾、胃经	和胃消积、健脾补虚	高粱米+大枣 高粱米+小米	大便燥结者应少食或不食；糖尿病患者少食
荞麦	性寒，味甘、酸；归脾、胃、大肠经	健脾益气、开胃宽肠、消食除湿	荞麦+粳米 荞麦+薏苡仁	脾胃虚寒、消化功能不佳、经常腹泻的人不宜食用
薏苡仁	性凉，味甘；归脾、胃、肺经	清热利湿、健脾利水、祛斑美肤、健脾利水	薏苡仁+赤小豆 薏苡仁+桂圆	怀孕的妇女，汗少、尿多、便秘者不宜多食

豆类是宝：男女老幼离不了

　　传统饮食讲究"五谷宜为养，失豆则不良"，意思是说五谷是有营养的，但没有豆子就会失去平衡。现代营养学也证明，坚持食用豆类食品，可以减少人体脂肪含量，增强免疫力。在我们平常饮食中，豆浆、红豆沙、绿豆沙等都是熟悉的豆类食品。其实想多食用豆类，有一个最简单的方法，就是用各种豆类和其他食材一起来煲粥。常用的煲粥豆类如下。

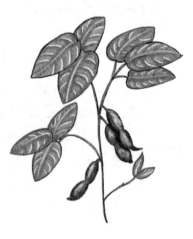

煲粥所用豆类食物简介

种类	性味归经	养生功效	经典搭配	食用禁忌
黄豆	性温，味甘；归胃、大肠经	健脾和胃、润肺止咳、滋养调气、理血补血	黄豆+小米 黄豆+五花肉	肝、肾器官有疾病者忌食；胃寒者和易腹泻、腹胀、脾虚者及消化不良者应少食
绿豆	性寒，味甘；归心、胃经	清热解毒、利尿下气、解暑去燥	绿豆+百合 绿豆+赤小豆	阳虚体质、脾胃虚寒、泄泻者慎服；服用温补药物期间不宜食用
赤小豆	性平，味甘、酸；归心、小肠经	利尿消肿、润肠通便、解毒排脓	赤小豆+冬瓜 赤小豆+大枣	阴虚而无湿热者及小便清长者忌食
黑豆	性平，味甘；归脾、肾经	调中下气、滋阴补肾、利水消肿、乌须黑发	黑豆+黄瓜 黑豆+何首乌	尿酸过多者、消化不良者不宜食用
蚕豆	性凉，味甘；归脾、胃、心经	益气健脾、利湿消肿	蚕豆+粳米 蚕豆+枸杞子	容易过敏的人慎食；蚕豆不可生吃
豌豆	性平，味甘；归脾、胃经	通利大便、健脑益智、润泽肌肤	豌豆+糯米 豌豆+番茄	脾胃较弱、容易腹胀的人不宜多食
白扁豆	性微温，味甘；归脾、胃经	消暑化湿、补脾和中	白扁豆+糙米 白扁豆+香菇	患寒热病者忌食

美味坚果：核桃仁、杏仁等各有妙用

　　一般外面有坚壳的果实，如核桃、板栗、葵花子、花生、松子、腰果、杏仁等均称为坚果，因为它们富含维生素E、镁、纤维素、蛋白质等营养成分，每天吃一些，对身体有很好的补益养生作用。常用的煲粥坚果如下。

煲粥所用坚果类食物简介

种类	性味归经	养生功效	经典搭配	食用禁忌
杏仁	性温，味苦；归肺、大肠经	止咳平喘、生津止渴、润肠通便、美容养颜	杏仁+核桃仁 杏仁+牛奶	产妇、幼儿、湿热体质的人和糖尿病患者慎食
松子	性微温，味甘；归肝、肺、大肠经	润肌肤、止咳嗽、调五脏	松子+粳米 松子+鸡肉	便溏、咳嗽痰多、腹泻者忌用；胆功能严重不良者应慎食
核桃	性平，味甘、涩；归肺、肾经	补肾固精、温肺止咳、益气养血、补脑益智	核桃+芝麻 核桃+大枣	痰发内热、腹泻便溏者忌食
板栗	性平，味甘；归脾、胃、肾经	补中益气、补肾气、补脾强筋、活血止血	板栗+大枣 板栗+山药	脾虚湿盛者不宜食用
莲子	性平，味甘；归胃、肾经	养心安神、益肾固精、补脾止泻、畅通气血	莲子+桂圆 莲子+百合	大便干结、脘腹胀闷者忌食

续 表

花生	性平，味甘；归脾、肺经	健脾和胃、理气通乳	花生+猪蹄 花生+山药	胆病患者不宜食用
腰果	性平，味甘归脾、肾经	补脑养血、润肠通便、润肤美容、延缓衰老	腰果+玉米 腰果+虾仁	胆功能严重不良者，肠炎、腹泻、痰多患者忌食；肥胖、过敏体质者慎食
白果	性平，味甘、苦、涩；归肺经	温肺益气、定喘咳、缩小便、止带浊	白果+莲子 白果+小米	生食或炒食过量可致中毒
黑芝麻	性平，味甘；归肝、肾、大肠经	润肠通便、乌发养发	黑芝麻+油菜 黑芝麻+红薯	慢性肠炎、便溏腹泻者不宜食用
葵花子	性平，味甘；归肺、大肠经	补脾润肠、止痢消痈、化痰定喘、平肝祛风	葵花子+粳米 葵花子+芹菜	肝炎患者忌食；肥胖者不可多食

滋补中药：药粥调养效果更强

药粥，就是中药和米共同煮成的粥。自古以来一直推崇药食同源，食物也是药物，药物也可当食物食用。寓治疗于饮食之中，即食亦养，养亦治，这是中医学的一大特点。古人之所以对药粥如此偏爱，是因为药粥一般以五谷杂粮为原料，净水熬制而成，经慢火熬制之后，质地糜烂稀软，甘淡适口，容易消化吸收，在粥中加入一些药物，则治疗作用更强，效果更明显。常用的煲粥中药如下。

煲粥所用中药类食物简介

种类	性味归经	养生功效	用法用量	食用禁忌
山药	性平，味甘；归肺、脾、肾经	健脾补肺、益胃养气、固肾益精	煲粥，每次15~30克	大便燥结者不宜食用；山药皮容易导致皮肤过敏，最好削皮食用
党参	性平，味甘；归脾、肺经	补中益气、健脾益肺、生津养血	煲粥，每次6~20克	气滞、怒火者禁用；实证、热证禁食；正虚邪实证不宜单独应用
大枣	性温，味甘；归肺、胃经	补中益气、养血安神、缓和药性	煲粥，每次6~15克	胃脘胀满、舌苔厚腻及小儿疳积者不宜食用；湿热痰热、脾胃虚寒、牙病、便秘者不宜食用
人参	性平、微温，味甘、微苦；归脾、肺、心经	大补元气、健脾益肺、益智安神、生津止渴	小火煲粥，每次1.5~9克	阴虚阳亢及实邪热盛者忌用；在炎热的夏季应避免服用
生姜	性温，味辛；归肺、脾、胃经	发汗解表、温中止吐、温肺止咳	煲粥，每次5~15克	便秘、痔疮患者忌食；烂姜、冻姜忌食
当归	性温，味甘、辛；归肝、心、脾经	补血活血、调经止痛、润肠通便	煲粥，每次5~15克	热盛出血者禁用；湿盛中满及大便溏泄者慎服；孕妇慎服
甘草	性平，味甘；归脾、胃经	补脾益气、清热解毒、祛痰止咳、缓急止痛、调和诸药	煲粥，每次3~9克	湿盛而胸腹胀满、呕吐的人不宜服用

续表

麦冬	性微寒，味甘、微苦；归心、肺、胃经	润肺养阴、益胃生津	煲粥，每次6~12克	寒咳痰饮、脾虚便溏者忌用；暴感风寒咳嗽者忌服；有过敏反应者禁用
百合	性微寒，味甘；归心、肺经	养阴润肺、清心安神	煲粥，每次6~12克	风寒咳嗽、虚寒出血、脾胃不佳者忌食
菊花	性微寒，味微辛、甘、苦；归肺、肝经	疏风散热、平肝解毒	煲粥，每次6~12克	痰湿型、血瘀型高血压患者不宜服用；过敏体质者慎服
阿胶	性平，味甘；归肺、肝、肾经	补血活血、补虚润肺	阿胶块砸碎煲粥，每次5~15克	感冒、咳嗽、腹泻者忌食；胃部胀满、消化不良及脾胃虚弱者慎食
薄荷	性凉，味辛；归肺、肝经	发散风热、清利咽喉、疏肝解郁	煲粥，每次3~6克	阴虚血燥体质或汗多表虚者忌食；平素脾胃虚寒、腹泻便溏之人不宜多食
莲子	性平，味甘涩；归脾、肾、心经	养心安神、健脑益智	煲粥，每次10~15克	中满痞胀及大便燥结者忌服；便溏者慎用
陈皮	性温，味苦、辛；归肺、脾经	温胃散寒、理气健脾、燥湿化痰	煲粥，每次3~9克	气虚及阴虚燥咳患者不宜服用；吐血症慎服
山楂	性平，味甘、酸；归脾、胃、肝经	开胃消食、化滞消积、活血化瘀、收敛止痢	研末或切片煲粥，每次10~15克	患有龋齿者不宜食用；孕妇与服用补药者不宜食用
何首乌	性微温，味苦、甘、涩；归肝、肾经	补肝益肾、养血固精	煲粥，每次10~30克	平素大便溏薄者忌食；忌在铁器中煮食

续 表

桂圆肉	性温，味甘；归心、脾经	补益心脾、养血宁神、健脾开胃	煲粥，每次10～25克	内有痰火及湿滞停饮者忌食；孕妇及糖尿病患者不宜食用
枸杞子	性平，味甘；归肝、肾、肺经	滋补肝肾、益精明目	煲粥，每次6～12克	感冒发烧、身体有炎症、气滞痰多、腹泻者忌食；高血压、性情急躁者慎食
决明子	性微寒，味苦；归肝、肾、大肠经	清肝明目、润肠通便	煲粥，每次9～15克	孕妇忌服；脾胃虚寒、气血不足、大便溏泄者不宜服用
金银花	性寒，味甘；归肺、心、胃经	宣散风热、清解血毒	煲粥，每次6～15克	脾胃虚寒及气虚疮疡脓清者以及女性月经期间忌服

调味用料：让靓粥更香更令人回味

　　调味品是日常饮食养生的必需品，这些调味品不仅可以为美味食物锦上添花，在保健养生方面也是功不可没。粥的调味品一般有红糖、白糖、蜂蜜、番茄酱、咖喱粉、精盐等。在选用时，既要适合食用者的口味，更要适合粥的性质，如熬清粥时加入少许精盐，口感会更显鲜香。善用新鲜的调味料，也可以为粥品的美味加分。下面具体介绍煲粥常用的调味用料。

| 红糖 | 红糖主要是用甘蔗的茎汁，直接经炼制而成的赤色结晶体。红糖含有维生素和微量元素，如铁、锌、锰、铬等，营养成分比白砂糖高很多。在粥里添加适量的红糖，可以增加粥的香醇口感，更能益气补血，健脾暖胃，对身体很有益处。 |

| 白糖 | 白糖是从甘蔗或者甜菜中提取出的精糖，为白色，味甜，其主要成分是蔗糖。白糖也是一种重要的调味品，能增加菜粥的甜味及鲜味，比如，在熬白粥时加入白糖，粳米的香气会更加浓郁。而如果要煲一些以干贝等干品为主的粥膳，浸泡干品时在水中加点白糖，可缩短浸泡时间。 |

| 蜂蜜 | 蜂蜜是一种营养丰富的食品。蜂蜜中的果糖和葡萄糖容易被人体吸收，与粥常服，既可强身健体，又可润燥滑肠，中老年人服食尤宜；蜂蜜含有其他多种人体不可或缺的微量元素，所以还是天然的美容保健品，也备受年轻一族青睐。 |

| 花生酱 | 花生酱中含有丰富的叶酸、钙、镁、锌、铁、维生素和蛋白质。花生酱中还含有大量的单一不饱和脂肪酸。在粥里添加适量的花生酱，可以增加粥的香醇口感。 |

番茄酱 高胆固醇体质的人要想降低心脏病和中风的风险，不妨在粥里加些番茄酱，不仅口感好，还能起到养生的功效。

胡椒粉 胡椒粉是粥里最常用的香辛调味料，它是用胡椒的果实经晒干研磨而成。白胡椒粉香气辛辣又不过分浓烈，特别适合添加在粥里去除肉类的油腻和鱼肉的腥味，调节口感。

芝麻酱 芝麻酱含有极为丰富的铁、钙、蛋白质，是儿童身体生长发育最需要的营养要素。在粥里添加适量的芝麻酱能预防缺铁性贫血，而且芝麻酱所含有的钙要比豆类和蔬菜高，特别对骨骼和牙齿的发育有极大的好处。

咖喱粉 → 咖喱粉是由豆蔻、丁香、茴香、肉桂、各种胡椒、辣椒、薄荷、芥末、黄姜粉等多种香料组成的混合体，每种香料各自拥有独特的香气跟味道，有的辛辣，有的芳香，杂糅在一起，形成不同种类咖喱各异的风格。在粥里添加适量的咖喱粉，可以煮出有异域风味的特殊口味。

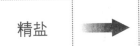

一般除了淡粥和甜粥外，其他粥都离不开的调味料就是精盐了。它主要的成分是氯化钠，同时含有少量的钾、钙、镁等元素，现在我们经常吃的碘盐中还含有较多的碘。在粥里添加适量的精盐，可以维持人体的水和电解质平衡、酸碱平衡，形成胃酸，促进消化，精盐也是不可或缺的调味料。

需要注意的是，粥里不可过量添加调味料。学会灵活使用各种调料，能让粥口味更独特、更香浓。

煮粥有道：
熬出极品粥的秘诀

煮粥看似只是简单的水、米相加，其实要熬出好味道是需要一些小技巧的，正所谓"见米不见水，非粥也；见水不见米，非粥也。必使水米糅二为一，然后方为粥"。那么，煮粥到底有什么窍门呢？

选料择水：食材要新鲜，水要纯净甘美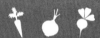

熬粥最重要的是选米。熬粥的米不是越贵越好，如泰国米，煮出来较散，不太适合熬粥。原则上用本地的米熬粥就行，或东北珍珠米，黏性好，颗粒小，容易熟、软烂，粥显得更细润。熬粥时最好挑选新米，不要用陈米，陈米存放时间长，煮出来的粥口感没有新米那么香黏。煮粥时应该用生米煮粥，这样煮出来的粥口感比较好，如果用熟的白米饭煮粥，美味自然会打折扣。粥要煮得好吃，那种绵糊的口感是关键之一。粳米与圆糯米含有比籼米更多的淀粉，比较容易糊化而产生浓稠口感，所以煮粥用粳米及圆糯米会更美味。此外，还有小米、玉米碎、板栗、白薯、大枣、菱角、山药、藕、赤小豆、芸豆、银耳、生花生、瓜子、蜜枣、葡萄干、莲子、百合、杏仁、桂圆肉、核桃仁、松仁等，煮粥时都宜选取新鲜佳品。

熬粥用水也有讲究，最好以富含矿物质的泉水为佳，但总的来说是越纯净甘美就越好。对于都市人来说，用泉水煮粥并不是一件容易的事，但有一点需要注意：不能直接用自来水熬粥。原因很简单，自来水中含有氯，它会破坏粳米中的维生素，所以煮出来的粥会损失营养，当然口感也会大打折扣。都市一族可以用烧开的水来煮粥。原因是，粳米中含有大量的淀粉，而淀粉分子不溶于冷水，当水温高于60℃时，淀粉才慢慢吸收水分变成糊状，淀粉分子逐渐变成单糖，被人体消化和吸收。

锅具选择：砂锅、电锅、压力锅各显其妙

能够供煮粥的容器有很多，中医的传统习惯是选用砂锅，如煮药粥，毕竟是用中药同谷米一块煮，所以，应选用砂锅，因为砂锅煎熬中药，能使药物的有效成分充分析出来，并可避免因用铁锅煎熬所引起的一些不良的化学反应。如果没有砂锅，也可用搪瓷容器代替，一般不用铁锅、铜锅、铝锅。还有一些锅，比如，电锅、电饭锅、压力锅等均可煲粥。

电锅比较适合用来蒸煮体积小、水分多的食物，如果水分含量少而体积大，可将食材切片或切碎再入电锅蒸煮，用于熬粥也十分方便。

电饭锅是一种能进行蒸、煮、炖、煨、焖等多种加工的现代化炊具，它也具有保温功能。电饭锅的内锅外壁不可沾湿，若沾上水可以用干抹布擦干；若有饭粒掉进内锅与外锅之间的缝隙，需立即清理；蒸汽口与把手后侧的接水槽要定时清理；内锅清理时，不可使用金属或钢丝刷等进行清理。

用压力锅煮粥是利用密封高压的方式，使食物在短时间内煮熟。米以及豆类食物容易吸水膨胀，所以其用量不要超过压力锅容量的1/3 。因为粥的汤汁浓稠，所以煮好后必须将减压阀竖直数分钟再放蒸汽，以免汤汁从气阀喷溅而出。

兑好比例：掌握水量，让好粥一气呵成

很多人熬粥，喜欢中途加水。专家表示，熬粥时一定要一次性将水加足，中途千万不能加水，否则很容易让米与水分离，粥也不黏稠，口感也不好。而要将粥煮得浓稠适宜，掌握好水与米的比例是很重要的，依据个人喜好和粥的品种不同，可分为全粥、稠粥和稀粥等。

米与水的比例分别为：全粥＝米1杯＋水8杯；稠粥＝米1杯＋水10杯；稀粥＝米1杯＋水13杯。不论是煮稠粥还是稀粥，一定要一次加入足量的水，只有一气呵成，才能达到水乳交融、柔腻如一体的效果。

而在煮制药粥时，更应把握好水量，如果加水太多，则会延长熬煮的时间，使一些不易久煎的药物失效；如果煎汁太多，也难以一次全部喝完。加水太少，则药物有效成分不易煎出，米也不容易煮烂。总之，熬粥时用水的多少应根据药物的种类和米谷的多少来确定。

有一点需要注意，熬粳米粥时，粳米和水可以一起放，也可以烧开水后再放米，但煮小米粥的正确方法是先把水烧开，再放米入锅，但不管采取哪种方法，都要掌握好比例。

把握火候：先用大火烧开，再改小火慢煮

烹饪技艺中，火候的掌握是个十分关键的问题。就拿煮粥来说吧，同样要注意火候。清代曹庭栋在《粥谱》中的"火候"一节中说："煮粥以成糜为度。火候未到，气味不足；火候太过，气味遂减。"

现代人熬粥的火候，一般是先用大火将水烧开，然后下米，再用小火煲透。南方人称"大火煲滚，小火煲透"；北方俗话说的"大火攻，小火烘"，就是指的这个意思。

由此看来，熬粥要求整个过程一气呵成，中途不能间断，否则粥味不浓。所以熬粥最忌中途撤火。比如，煮皮蛋瘦肉粥，先用大火将水烧开，再倒入生米，小火熬制。米粥烧开后，为防止粘锅，需适时搅拌，再开中火慢煮。煮到八成熟时，放入瘦肉、皮蛋等一起熬。在此期间不能断火。

粥品美味黏稠的口感，来自于谷类里淀粉质的糊化程度，淀粉在60℃以上才会开始糊化，所以蒸煮时要注意持续加热至足够温度，才能熬煮出经典美味。

巧妙用油：让靓粥变得更香更健康

煮粥时加入少量的食用油，可以给粥增香添色，使粥品更营养健康。但要注意油的用量，切不可加入太多，否则会适得其反。用油要用植物油，不要用猪油等动物油。下面就几种常使用的煮粥用植物油做一简单介绍。

| 麻油 | 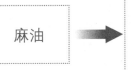 | 麻油是一种非常香醇的植物油，加入适量在煮的粥里，能使人体的细胞更稳定，推迟机体的衰老，延长细胞寿命，还能有效地阻止动脉粥样硬化，预防心血管疾病。 |

大豆油 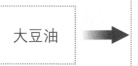	用天然大豆榨取的食用油，加入适量在煮的粥里，可以加强粥的润泽肌肤、抗衰老、保护脾脏的作用，对于健忘失眠、疲劳早衰、皮肤干燥粗糙等，有一定改善功效。
花生油	花生油含有丰富的单不饱和脂肪酸，加入适量在煮的粥里，可以降低血液中的总胆固醇和有害胆固醇，但对于有益胆固醇却没有损害，同时还可以缓解心血管疾病。
葵花子油	葵花子油凝固点低，容易被人体吸收，加入适量在煮的粥里，可以预防高脂血症和高胆固醇血症的发生。葵花子油所含有的较多的维生素，具有延缓人体细胞衰老的作用，对辅助治疗神经衰弱和抑郁症也有很好的效果。
橄榄油	橄榄油含有比任何其他植物油都要高的油酸及适当比例的不饱和脂肪酸，还含有丰富的维生素A、维生素D、维生素E、维生素F、维生素K和胡萝卜素等脂溶性维生素及抗氧化物质等多种物质，加入适量在煮的粥里，口感更好，粥的营养更均衡、更全面。

　　需要注意的是，为了喝到口感香滑的好粥，煮粥时添加的油，只选择以上的一种即可，不可添加过多种植物油，或一次加入太大的量。总之，灵活使用各种植物油，会让粥的滋补作用发挥更好。

煲粥有法：煮和焖是传统做法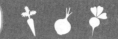

煲粥的方法，通常是用传统的煮和焖。

所谓煮，就是指先用大火将米和水煮到滚开，再改小火将粥慢慢熬至浓稠。这期间讲究粥不离火、火不离粥，而且有些要求高的粥，必须用小火一直煨到烂熟，米粒呈半泥状。此方法比较适合家庭使用。

焖的方法是指煮粥时，用大火加热至沸腾后，倒入有盖的砂锅或其他容器内，盖紧盖，上蒸锅，继续用高温蒸汽焖约2个小时。用这种方法焖出来的粥，香味更加纯正，浓稠香绵。焖的方法，一般是专业料理店采用的方法。家庭里也可以使用，只是过程比煮的方法稍显复杂。

需要注意的是，煮粥的粳米，既可以先用清水浸泡5～6个小时，然后下锅；也可以淘洗干净后直接下锅。先浸后煮，可以缩短熬粥的时间，但美中不足的是，提前浸泡容易导致营养成分的流失。

如果粥的配方里有不能直接食用的材料，就需要提前将该材料熬煮成汁，过滤掉沉淀和渣子后，再加入米熬煮成粥。有些辅助治疗慢性疾病的药粥，可以先将中药研磨成粉末，再加入粥里，与米一起来煮，这样熬出的粥，食用方便还利于吸收。如果熬粥的配料形体较大，应该先进行切碎处理，再下到粥里熬煮，以使粥浑然一体，香稠味浓。

因材煲粥：适用人群各不相同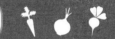

粥养生最重要的是认清食材功能，因材煲粥，因人而异。好比薏苡仁，《本草纲目》上说："薏仁健脾，益胃，清热，祛湿。"如果属于体力充沛，火气也很大，皮肤容易出油，易生痤疮，常有口苦、便秘、小便少且颜色深、白带较多的症状，此时排除体内湿热是调养重点。每晚临睡前食用薏苡仁粥可缓解症状。另外,还有一些常用的煲粥食材,在此对其食材功能和适宜人群做一简单介绍。

大枣

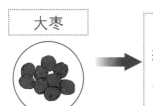

　　常吃大枣有健脾养颜、补血调经、活血止痛、润肠通便的功效,还有抗过敏等诸多作用,特别适合爱美的女士食用。

莲子

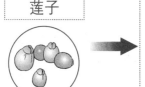

　　营养丰富,具有清心醒脾、补脾止泻、养心安神、益肾涩精、止带、滋补元气的作用,特别适合轻度失眠的人食用。

板栗

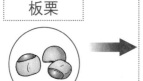

　　性温,味甘、咸,能补肾强身、强筋骨、益脾胃、止泻,特别适合腰膝酸软、腿脚无力的人食用。

桂圆

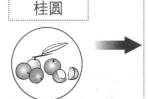

　　能够入药,有壮阳益气、补益心脾、养血安神、润肤美容等多种功效,可辅助治疗贫血、心悸、失眠、健忘、神经衰弱及产后身体虚弱等症,特别适合气血虚的人食用。

百合

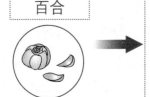

　　性凉,味甘,归心、肺经,长于清肺润燥止咳,清心安神定惊,为肺燥咳嗽、虚烦不安所常用,也有美容养颜的作用。

核桃

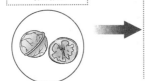

性平，味苦、涩，能健脑、补肾、防衰老，肾气足则自然耳聪目明、头发乌黑。

荷叶

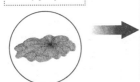

性凉，味苦、辛、微涩，归心、肝、脾经，有清热解暑，升发清阳之效。有助于减肥。

山楂

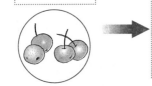

性微温，味酸、甘，归脾、胃、肝经，活血开胃，能促进胃酸的分泌，进而有助消化。

绿豆

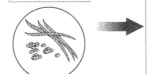

性凉，味甘，归心、胃经，清热解毒，利水消肿，可以帮助身体排湿、解热。

白萝卜

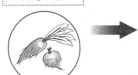

性凉，味辛甘，归肺、胃、大肠经，清热生津，凉血止血，痰湿体质者可以经常做萝卜粥，当做主食食用。

粥养有方：
如何喝粥更健康

　　粥膳虽然是滋补之物，却并非多多益善。食用粥膳也要把握好尺度，一定要掌握食用粥膳的宜忌，方可补益身体，达到养生的目的。

选对时间：早晚喝粥最适宜

　　在一天当中，并不是每个时候都适合进补，汤水进补一定要选准时机。一般来说，粥多在早晨进食，以适应人体肠胃空虚的生理特点。早晨"空腹胃虚，谷气便作，所补不细，又极柔腻，与肠胃相得，最为饮食之良"。明代李挺也认为："盖晨起食粥，推陈致新，利膈养胃，生津液，令人一日清爽，所补不小。"如早餐喝一碗玉米粥，一天都能精神抖擞。因为玉米营养丰富，含有大量膳食纤维、维生素和矿物质等，其中，有一种烟酸对健康非常有利，能帮助我们维持神经系统、消化系统和皮肤的正常功能。而人体内如果缺乏烟酸，可能引起幻视幻听、精神错乱等症状，因此若早餐喝玉米粥，摄取一定的烟酸，能使人一天都精神饱满。但是烟酸不易释放出来，在煮粥时放些小苏打（就是碱），烟酸就容易释放出来，而且喝粥时口感也不错，小苏打还可避免玉米中的

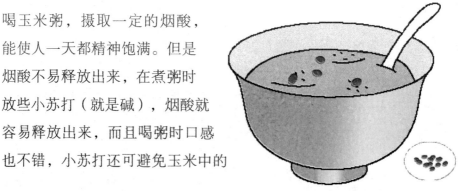

维生素B$_1$和维生素B$_2$损失。

早晨喝粥固然是好，但不仅仅晨起宜食粥，苏东坡还提倡晚上进食白粥，认为它能"推陈致新，利膈益胃，粥后一觉，尤妙不可言"。上好的白粥，以白米明火煮数小时而成，讲求的是软、绵、滑。吃白粥的时候可以配合一些生菜，效力更好，选购鲜嫩的生菜切成丝状，将生菜丝放入碗底，冲入煲好的白粥，即可食用。另外，晚上喝点小米粥能镇静安神，因为小米含有丰富的色氨酸，它能促进大脑细胞分泌出一种使人昏然欲睡的神经递质——5-羟色胺，使人的大脑活动受到暂时的抑制，因此容易入睡。晚上喝些小米粥，不仅睡得快，睡得香，而且第二天醒来会面色红润，精力充沛。

对症喝粥：人类养生智慧的结晶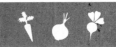

简单的一碗粥，可衍生出上百种花样，冷的、热的、酸的、甜的、苦的、咸的、白的、红的、黄的……个中滋味犹如人生百味。相对于快节奏的洋快餐，粥——这种既营养又美味的传统饮食总是让我们无法割舍。虽然粥的食疗价值很高，但根据中医"辨证施治"的理论，人们还是应该对症喝粥。好比孕妇在妊娠初期一般反应比较大，不想吃东西，恶心、呕吐，这时喝粥是比较不错的选择。但为孕妇熬粥要注意水不能放得太多，否则会引起孕妇胃酸过多，孕妇喝粥时可以搭配一些苏打饼干等。怀孕后期，为了宝宝的健康，孕妇需要的热量、营养素有所增加，可以给孕妇喝一些富含钙、铁的粥。比如，在粥里加一些小枣、花生、糯米等补钙、补铁的食材。

如果有气血两亏的症状，那么可以在粥里加一些薏苡仁、枸杞子、核桃、大枣、桂圆，以补气养血。前面我们提到，粥里的米油一定不要浪费（米油就是熬粥好了以后最上边的油皮），它是美容的好东西。

老年人消化、吸收功能有所下降，粥非常适合老人吃，因为它容易消化，我们可以加一些有助于健脾益气的食物，如大麦、燕麦、荞麦等。

心脑血管患者可供选择的有薏苡仁、赤小豆、黄豆、绿豆为主的粥品。薏苡仁有利水渗湿、健脾补肺、清热的作用；赤小豆有利水渗湿、补血的作用；黄豆富含蛋白质、粗纤维和微量元素，这些都比较适合高血压和心脑血管疾病患者食用。

肾病患者可选择的煲粥食材有红小豆、莲子、山药、藕粉以及各种坚果和干果。另外一些黑色的食品，如黑豆，对于肾病患者来说也是不错的选择。

喝粥禁忌：哪些人群喝粥要谨慎

1. 早餐不宜空腹喝粥

早餐最好不要空腹喝粥，特别是老年人，早晨吃早餐时最好先吃一片面包或其他主食，然后再喝粥。

2. 冰粥并不可取

冰粥是夏天的热卖食品，但它不适合体质寒凉、虚弱的老年人以及孩子食用。冰粥喝多了不仅会使人体的汗毛孔闭塞，导致代谢废物不易排泄，还有可能影响肠胃功能。

3. 三餐不能总喝粥

适当喝粥确实有益，但不可顿顿喝。粥属于流食，在营养上与同体积的米饭比要差。且粥"不顶饱"，吃时觉得饱了，但很快又饿了。长此以往，会因能量和营养摄入不足而营养不良。所以喝粥也要注意均衡营养。将粥煮得稠一些，配个肉菜，或在两餐之间吃些点心等，都能补充能量。

4. 老年人不宜长期喝粥

老年人若长期喝粥会导致营养缺乏，长期喝粥还会影响唾液的分泌，不利于保护自身的胃黏膜。此外喝粥缺少咀嚼，会加速器官退化，粥类中纤维含量较低，不利于老年人排便。

5. 婴儿不宜长期喝粥

粥的体积较大，营养密度却很低，长期以粥作为主要的食物喂给婴儿，会引起婴儿的营养物质缺乏，导致生长发育迟缓。

6. 胃病患者不宜天天喝粥

虽然粥比较好消化，适合胃病患者食用，但喝粥不用慢慢咀嚼，不能促进口腔唾液腺的分泌，而唾液中的淀粉酶可以帮助消化；而且水含量偏高的粥在进入胃里后，会起到稀释胃酸的作用，加速胃的膨胀，使胃运动缓慢，这同样不利于消化。因此胃病患者不宜天天喝粥。

贵在坚持：偶尔喝粥效果不显著

养生重在预防，食疗贵在坚持。古人云：精诚所至，金石为开。坚持到底者、心诚者是真心的擅养生者。坚持的结果最终让你达到健康的目标。喝粥养生亦是如此，其关键在于长期坚持。因为很多粥里面加的都是药食两用的食材，效力温和，偶尔吃一两次是看不到效果的，需要有耐心长期坚持。时间长了，无论是煲粥还是煲汤都能起到很好的养生效果。

现如今人们的生活节奏快，巨大的生活压力让人们已经没有太多的时间去做早餐，以前那种熬粥的养生方式坚持起来更是不太容易，因此，更为方便快捷的煲粥才会更让人感兴趣，我们可以将各种食材烤熟磨粉，冲调后直接食用。不过专家提示，只有煲粥或煲汤才能起到食材的最好功效，比如，古人有喝中药后再喝粥以助药力之说，可见粥有其独到的地方。专家认为，食材经过熬煮后，各种营养成分会发生反应，更容易消化吸收，所以建议有条件的人还是采用一些更原始的方法熬粥来养生保健。

中篇

滋补保健，
五谷杂粮煲好粥

　　粥膳自古以来就是滋补佳品，本篇所述有日常保健粥，有滋补五脏粥，有美容塑身粥，有四季养生粥，此外还有针对不同体质的补养粥以及不同家庭成员的营养粥。相信这些美味中，总有一款适合您及家人。小啜一碗，细品美味，体会温暖，享受健康。

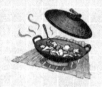

DUIZHENGTIAOLIYANGSHENGZHOU

第②章
日常保健，变着花样煮好粥

古人有云："世间第一补人之物乃粥也。"五谷熬粥，甘淡养人，含四气五味，对人体有极好的滋补养生作用。本章将为大家介绍一些日常保健粥，这些粥有缓解疲劳、清热去火、益气养血、助睡安眠等养生保健功效，可为大家的身心健康保驾护航。

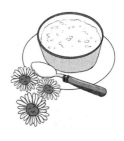

缓解疲劳

疲劳的表现 精神紧张，焦虑不安；孤独自卑，忧郁苦闷；注意力分散，思考肤浅；容易激动，无事自烦；记忆闭塞，熟人忘名；兴趣变淡，欲望骤减；懒于交往，情绪低落；易感疲劳，眼易疲倦；精力下降，动作迟缓；久站头晕，眼花目眩；肢体松软，力不从心；体重减轻，体虚力单；不易入眠，多梦易醒；晨不愿起，昼常打盹；腰酸背痛等。

饮食原则 疲劳时宜多喝水，以促进肝脏和肠道的解毒。同时要多吃猕猴桃、柑橘等新鲜水果，以补充维生素C，要知道维生素C的抗疲劳功能是众所周知的。红色水果、色彩鲜艳的蔬菜都含有大量的维生素C。还要注意饮食平衡，忌大量食用酸性食物，如鸡、鱼、肉、蛋等，因为疲劳时人体内酸性物质积聚，而肉类食物属于酸性，会加重疲劳感。

明星食材 小麦、大豆、南瓜、韭菜、花菜、山药、核桃、草莓、橘子、猕猴桃、粳米、人参、玉米等。

山药莲子葡萄粥

【主料】粳米100克，山药、葡萄干各40克，莲子20克。

【调料】白糖10克。

【做法】①将山药洗净去皮切片，并将莲子、葡萄干洗净备用。②将粳米、山药、葡萄干、莲子同放入锅内，加清水适量，大火煮沸后，转小火煮至粥成，调入白糖服食。

营养专家点评 此粥补益心脾，特别适合乏力倦怠、形体虚弱、腹胀、便秘等人食用。

牛奶粳米粥

【主料】鲜牛奶250毫升，粳米60克。

【调料】白糖适量。

【做法】先将粳米煮成半熟，去米汤，加入牛奶，小火煮成粥，加入白糖搅拌，充分溶解即成。

营养专家点评 此粥可健脾胃，润五脏。特别适合虚弱劳损、气血不足、病后虚羸、年老体弱、营养不良等人食用。

鸡丝玉米粥

【主料】鸡胸肉150克，粳米、玉米粒各100克，芹菜末30克。

【调料】淀粉（豌豆）5克，精盐2克。

【做法】①粳米洗净，加水适量煮成粥。②鸡胸肉切丝，拌入少许淀粉和精盐腌10分钟，再加入粥内同煮。③加入玉米粒一同煮匀，并加少许精盐调味后关火，撒入切碎的芹菜末即成。

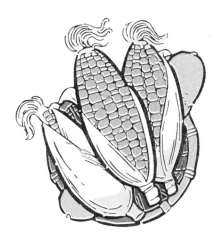

营养专家点评 鸡肉肉质细嫩，滋味鲜美，蛋白质含量较高，有益脾

胃、补虚损的功效。鸡肉还富含维生素B$_{12}$，而维生素B$_{12}$有维持神经系统健康、消除烦躁不安的作用。

● 鳗鱼山药粥

【主料】鳗鱼1条，山药、粳米各50克。

【调料】料酒、姜、葱、精盐各适量。

【做法】鳗鱼剖开，去内脏洗净，然后切片放入碗中，加入料酒、姜、葱、精盐调匀，与山药、粳米共同煮粥食用。

营养专家点评　该粥具有健脾补气的作用，食用该粥，可减轻疲劳。

● 人参糯米粥

【主料】人参10克，山药粉、糯米各50克。

【调料】红糖适量。

【做法】先将人参切成薄片，与糯米、山药粉共同煮粥，待粥熟时加入红糖，趁温食用。

营养专家点评　此粥具有补益元气等作用，故食用此粥对慢性疲劳综合征有良好效果。但应注意，高血压、发烧患者不宜食用。

清热去火

上火的表现 面红目赤、咽燥声嘶、疖肿四起、红肿热痛、口腔糜烂、牙疼肿胀、烦躁失眠、鼻衄出血、舌红苔黄、尿少便干、发热出汗等。

饮食原则 上火了应该多吃一些清火食物。新鲜绿叶蔬菜、黄瓜、橙子、绿茶都有很好的清火作用，而胡萝卜对补充人体的B族维生素、避免口唇干裂也有很好的辅助疗效。在上火期间，不宜吃辛辣食物、喝酒、抽烟和熬夜，应注意保持口腔卫生，经常漱口，多喝水，并在医生指导下服用清火药物。

明星食材 小米、燕麦、赤小豆、黄豆、绿豆、番茄、白萝卜、冬瓜、黄瓜、香菇、金针菇、酸奶、荸荠等。

荸荠南瓜粥

【主料】荸荠10个，南瓜100克，小米、香米各50克。

【调料】可不加调料。

【做法】①小米和香米洗净，放入锅中加入清水，放入小米、香米煮开。②荸荠去皮切片，南瓜洗净切片，备用。③锅中小米、香米煮15分钟后加入荸荠继续煮。④10分钟

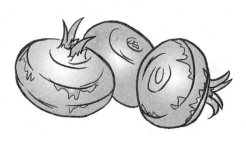

后加入南瓜继续煮，煮至米烂黏稠、南瓜熟关火。

营养专家点评 荸荠是一种果蔬两用佳品，生吃味胜秋梨，有"地下雪梨"之称。荸荠清热去火，开胃消食，用它煮粥可生津润燥，特别适合上火人士食用。

百合银花粥

【主料】百合50克，金银花10克，粳米100克。

【调料】白糖适量。

【做法】①百合洗净。②取金银花焙干为末备用。③将粳米淘洗干净，煮至粥浓稠时再放百合煮10分钟，起锅前放入金银花末及适量白糖拌匀即可食用。

营养专家点评 本粥品有清热解毒、疏散风热、清心安神的功效，适用于咽喉肿痛，易于上火、心神不宁者。

荠菜苦瓜瘦肉粥

【主料】鲜荠菜50克，鲜苦瓜、猪瘦肉、粳米各100克。

【调料】料酒、精盐、香油各适量。

【做法】①将粳米洗净备用。②鲜荠菜洗净，切段。③鲜苦瓜洗净切丁。④猪瘦肉洗净，切成片，用料酒、精盐腌10分钟。⑤锅内加入清水，放入粳米煮约30分钟，加入苦瓜丁、荠菜段和猪瘦肉片，再煮10分钟，加入适量香油即可。

营养专家点评 本粥品有清热润燥、清肝明目的功效，适用于上火引起的头晕头痛、口渴咽干或目赤肿痛等症。

黄豆浆小米粥

【主料】黄豆50克，小米100克。

【调料】白糖10克。

【做法】①将黄豆浸泡，磨成豆浆，过筛去渣；小米淘洗干净，备用。②锅中加入约1500毫升水，烧沸，下入黄豆浆，再次煮沸以后，下入小米，用小火慢慢熬煮。③见米烂时，加入白糖调味，搅拌均匀即可。

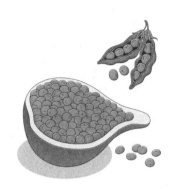

营养专家点评 中医学认为，黄豆有滋阴润燥、宽中和脾、清热益气的功效；小米味甘、咸，有健脾和胃、和中益肾、清热等功效，适合上火虚热的人食用。

彩豆江米粥

【主料】赤豆、绿豆、黑豆、黄豆各100克，江米40克，陈皮适量。

【调料】冰糖适量。

【做法】①将赤豆、绿豆、黑豆、黄豆、江米分别用清水浸泡4小时，洗净后再将所有材料放入锅中，加适量清水及陈皮。②先用大火煮开，再用小火熬至所有材料熟烂。③起锅前，加冰糖调味后即可食用。

营养专家点评 此粥具有清热解毒、健脾利水的保健作用，适合上火之人食用。

益气养血

气亏血虚的表现 面色苍白、眼睑口唇淡白、神疲乏力、呼吸气短、食欲不振、纳谷少馨、头昏眼花、心悸怔忡；月经量少，色淡如水；失眠多梦，健忘脱发，语音低微，手足麻木；肢萎体软，肌肉消瘦；舌淡嫩，脉细弱无力等。

饮食原则 饮食调补原则是益气养血、养肝安神。平素要食用营养丰富、性平偏温，具有补血、补肾、健脾、养肝作用的食材，还要注意多吃富含高铁、高蛋白、维生素C的食物，忌食辛辣燥热的食物。在食补调理的同时，还应该多休息，保证充足的睡眠。

明星食材 粳米、糯米、黑豆、牛肉、桂圆、大枣、红薯、土豆、山药、当归、阿胶、鸡肉等。

● 双耳大枣粥

【主料】黑木耳、银耳各10克，大枣10枚，粳米100克。

【调料】冰糖适量。

【做法】①将黑木耳、银耳温水泡发后，洗净撕成片。②把大枣、粳米一同放入锅中，加适量水，置大火上烧开，改小火把大枣、粳米炖熟，再放入黑木耳、银耳炖烂，最后加入冰糖调匀即可。

营养专家点评 黑木耳有养血润肺的功效，银耳有滋阴润肺的功效；

大枣富含铁、钙和维生素C，是补血佳品，再加粳米，有益气健脾养血之功。此粥特别适合贫血见面色无华、头晕目眩、口干咽燥者常食。

山药薏苡仁莲子粥

【主料】山药粉、芡实粉、薏苡仁粉各10克，莲子肉15克，大枣10枚。

【调料】可不加调料。

【做法】将山药粉、芡实粉、薏苡仁粉用水调开，并用中火烧煮20分钟，加入莲子肉、大枣，小火炖煮10分钟即可。

营养专家点评 此粥可益气补血、健脾消肿，适用于脾胃虚弱、不思茶饭、腹胀便溏、肢体无力等症。

枸杞赤豆大枣粥

【主料】枸杞子5克，赤小豆50克，大枣10枚。

【调料】冰糖适量。

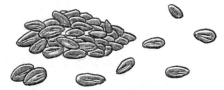

【做法】①赤小豆洗净，用清水浸泡24小时；大枣和枸杞子分别用清水冲洗干净备用。②把以上材料一起放入锅中，加足量清水，大火滚煮，放入冰糖。③转小火继续煲约50分钟，直至赤小豆熟烂为止。

营养专家点评 枸杞子可滋补肝肾、明目，进而使人面色红润；大枣具有补中益气、滋脾土、生津液、悦颜色的功效，加上健脾利水的赤小豆，可以补中益气、润心肺。

● 紫米补血粥

【主料】紫米100克,桂圆肉(干)100克。

【调料】冰糖适量。

【做法】①紫米以冷水浸泡1小时后沥干水备用。②锅中加入500毫升水,以大火煮开后转小火。③加入紫米煮40分钟。④加入桂圆肉续煮20分钟,最后加冰糖调味即可。

营养专家点评 此粥具有补血益气、益肾养肝之功效,适合康复患者保健食用。

● 黄芪陈皮粥

【主料】黄芪30克,当归6克,陈皮3克,粳米100克。

【调料】红糖适量。

【做法】陈皮碾粉待用,将黄芪、当归加水适量煎取浓汁,去渣后加入粳米、红糖煎煮成粥,再加入陈皮粉煮沸片刻即可。

营养专家点评 此粥有健脾养胃、补血益气之功效,能调理食少便溏、气短乏力等气血虚弱之症。

助睡安眠

> **失眠的表现** 容易失眠者往往表现为难以入睡、睡眠不深、易醒、多梦、早醒、醒后不易再睡、醒后感到疲劳或缺乏清醒感、白天困倦思睡等。
>
> **饮食原则** 心脾两虚的失眠者适宜食用益气补血、养心健脾的食物；阴虚火旺的失眠者适宜食用生津养阴、清心降火的食物。总之，凡失眠者饮食宜清淡，多吃新鲜的蔬菜和水果。戒烟限酒。晚餐后到临睡前不宜饮用酒、咖啡、茶、可乐等刺激食物。
>
> **明星食材** 小米、燕麦、牛奶、莲子、核桃、大枣、杏仁、蜂蜜、菊花、莴苣、酸枣仁、灵芝、桂圆、丹参、杜仲、猪心、百合等。

● 小米绿豆粥

【主料】小米50克，绿豆、粳米各30克。

【调料】可不加调料。

【做法】①粳米、小米分别淘洗干净，粳米用水浸泡30分钟；绿豆洗净，提前一晚浸泡，放入蒸锅中蒸熟。②锅置火上，倒入适量清水烧开，放入粳米、小米，大火煮沸后改用小火煮30分钟，加入蒸好的绿豆，稍煮片刻即可。

营养专家点评 小米富含色氨酸，可养心、安神、助眠，适合失眠及睡眠质量不好的人食用，配以可清热降火的绿豆，尤其适合肝火过旺而导致的睡眠不佳者。

◯ 百合白果粥

【主料】粳米50克，新鲜百合30克，白果40克，枸杞子10克。

【调料】冰糖适量。

【做法】①新鲜百合剥成片状，和枸杞子一起洗净备用。②汤锅中倒入水至滚沸，放入粳米用大火烧开，改转小火煮至粥发黏，加入白果、百合和枸杞子续煮至再次滚沸，最后加入冰糖调味即可。

营养专家点评 百合味甘，性微温，归肺、心经，能润肺止咳、清心安神。用百合与白果相配伍治疗失眠有很好的效果。

◯ 黄鳝小米粥

【主料】小米100克，黄鳝1条。

【调料】精盐、姜丝、葱花各适量。

【做法】①小米淘洗干净；黄鳝去内脏，洗净切成细丝。②锅置火上，倒入适量清

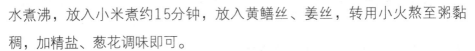

水煮沸，放入小米煮约15分钟，放入黄鳝丝、姜丝，转用小火熬至粥黏稠，加精盐、葱花调味即可。

营养专家点评 小米中色氨酸含量丰富，与黄鳝搭配煮食可以通过调养气血来改善睡眠。

◯ 健脑核桃粥

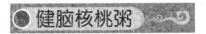

【主料】粳米150克，核桃仁30克，干百合10克，黑芝麻20克。

【调料】可不加调料。

【做法】①将粳米淘洗净，与核桃仁、干百合、黑芝麻一起放入砂锅中。②加水适量煮沸，改用小火煮成粥即可。

营养专家点评　核桃中含有亚油酸和大量的维生素E，能够帮助睡眠，安神养气。

● 牛奶蛋花粥

【主料】牛奶100毫升，鸡蛋2枚，粳米50克。

【调料】白糖适量。

【做法】①粳米淘洗干净；鸡蛋打成蛋液。②锅中加清水适量，放入粳米，大火煮沸后，改小火煮。③煮20分钟，加牛奶、白糖，继续煮至粥成。④开大火，将蛋液徐徐倒入粥中，稍稍搅动，继续煮1分钟即可。

营养专家点评　牛奶具有补虚损、益肺胃、生津润肠之功效；鸡蛋具有养心安神、补血、滋阴润燥之功效。此粥适合少儿、老年人、易怒、失眠者以及工作压力大的人食用。

● 冰糖百合粥

【主料】粳米100克，新鲜百合1个。

【调料】冰糖适量。

【做法】①粳米用冷水泡10分钟；百合撕成片，放入锅中，大火煮开。②开锅后放入百合，小火煮约20分钟，加入冰糖。③熄火焖15分钟即可食用。

营养专家点评　百合主要含生物素、秋水仙碱等多种生物碱和营养物质，具有养心安神、润肺止咳的功效。此粥不但可以帮助入睡，还有美容养颜的作用。

养肝明目

> **眼疲劳的表现** 眼睛疲劳轻者用眼时感到眼部不适，眼球或其周围疼痛，鼻根部或颞部酸胀，视物模糊，眼发干，有压迫感和灼热感，怕光、复视和流泪等感觉；重者有明显的眼痛、眩晕、恶心、呕吐、盗汗、面色苍白、心动缓慢、肩部疼痛等全身症状，还可能有思睡、精神萎靡、失眠和记忆力下降等症状。
>
> **饮食原则** 肝和眼睛的关系很密切，中医学认为，肝主目，肝养好了，眼神自然也就好使了。因此，增强视力要多吃养肝的食物。另外还要注意饮食和营养的平衡，平时多吃些粗粮、杂粮、蔬菜、薯类、豆类、水果等含有维生素、蛋白质和纤维素的食物。
>
> **明星食材** 黄豆、绿豆、豌豆、花生、板栗、核桃、榛子、杏仁、松子、腰果、红薯、番茄、苦瓜、胡萝卜、西蓝花、芹菜、菠菜、猪肝、鸡肉、牛奶、枸杞子、菊花等。

● 猪肝青豆粥

【主料】猪肝100克，青豆60克，粳米80克，枸杞子20克。

【调料】精盐、鸡精、麻油、葱花各适量。

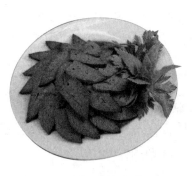

【做法】①青豆洗净；猪肝洗净切片；粳米淘洗干净泡好；枸杞子洗净。②粳米入锅、加水，大火烧沸，下入青豆、枸杞子，转中火熬至米粒开花。③下入猪肝，慢熬成粥，调入精盐、鸡精，淋麻油，撒上葱花。

营养专家点评 青豆有健脾宽中、润燥消水的功效；猪肝是天然的补血妙品，可用于改善视力模糊、两目干涩等症状。

● 银杞养目粥

【主料】银耳15克，枸杞子5克，鸡肝50克，粳米100克。

【调料】茉莉花、冰糖各适量。

【做法】①将银耳用温水泡发，择洗干净，撕成小块或切成丝状。②鸡肝切成小丁，用开水烫一下备用。③粳米、枸杞子洗净，倒入切好的银耳，用适量水共同熬煮15分钟后，加入鸡肝，待快熟时再加入冰糖、茉莉花共同熬煮5分钟，即可出锅食用。

营养专家点评 此粥具有补益肝肾、明目养颜的功效，适用于视物模糊等症。

● 菊花明目粥

【主料】干菊花10克，粳米60克。

【调料】冰糖适量。

【做法】①将干菊花磨成粉。②粳米洗净加入适量水熬煮成粥，待粥浓稠时加入菊花粉和冰糖调味即可。

营养专家点评 此粥有散风热、清肝火、调气血、明目养颜之功效，适合肝火较盛的目赤肿痛者食用。

◉ 菠菜猪肝粥

【主料】粳米、猪肝、菠菜各100克。

【调料】精盐、料酒各适量。

【做法】①菠菜用热水焯一下，捞出，切成末；猪肝切小丁，加料酒腌制10分钟。②粳米加水大火煮，煮开后转小火煮30分钟。③米粥煮好后放入切好的猪肝丁拌均匀，盖盖煮10分钟。④撒入菠菜末，调入精盐，煮1分钟后出锅。

营养专家点评　菠菜中所含的胡萝卜素在人体内转变成维生素A，能维护正常视力和上皮细胞的健康，同猪肝配合煮粥能养血养肝、明目。

◉ 枸杞羊肉粥

【主料】枸杞叶250克，羊肉100克，粳米150克。

【调料】葱白、精盐各适量。

【做法】①把羊肉洗干净切碎，枸杞叶煎汁去渣，葱白切段，与粳米一起放入锅内煮。②待煮至粥稠米烂成后加入精盐，稍煮即可。

营养专家点评　枸杞叶有补虚益精、祛风明目的功效；羊肉有助元气、补精血的功效，共煮粥能起到明目的作用。

通经活络

经络不通的表现 ▶ 人体经络不通会使脏腑、皮肉、筋骨失养，引起不适。例如，肺经不通则怕风、易汗、咽干、咳嗽；心经不通则心烦、心惊、心痛、胸闷；胃经不通则胃痛、喉咙痛、消化不良等。

饮食原则 ▶ 应选温通经络、祛风散寒、除湿镇痛作用的食物，勿食生冷性凉的食物。

明星食材 ▶ 当归、川芎、赤芍、桃仁、红花、香附、延胡索、丹参、大枣、生姜、葱白、陈皮、丝瓜、山楂、油菜、羊肉、狗肉、黄鳝、辣椒等。

● 当归红花补血粥

【主料】粳米100克，当归15克，红花8克。

【调料】白糖适量。

【做法】①将当归、红花洗净；粳米泡发洗净。②锅置火上，倒入适量水后，放入粳米，用大火煮至米粒开花。③放入当归、红花，改用小火煮至粥成，调入白糖入味即可。

营养专家点评 当归可补血活血，调经止痛；红花亦可活血通经、祛瘀止痛，将当归和红花同粳米一起熬煮成粥，具有补血益气、活血化瘀、调经止痛的功效。

● 丝瓜粳米粥

【主料】丝瓜100克，粳米50克。

【调料】冰糖（精盐）适量。

【做法】①粳米洗净，冷水浸泡30分钟，捞出，放入锅中，加入适量清水大火煮沸。②丝瓜切成小丁，开水焯一下，冷水浸泡。③将丝瓜丁倒入米锅里，小火熬煮成粥，加入冰糖（或精盐）调味即可。

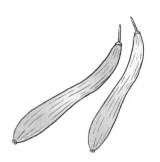

营养专家点评　丝瓜通络作用比较强，可以借助丝瓜之气来导引人体的经络，帮助人体通畅经络，通顺气血；粳米具有补中养胃、和五脏等作用。两者合用，共奏通络活络、补中益气之功效。

● 丹参山楂粳米粥

【主料】丹参20克，干山楂30克，粳米100克。

【调料】冰糖5克，葱花少许。

【做法】①粳米洗净，放入清水中浸泡；干山楂用温水泡后洗净。②丹参洗净，用纱布袋装好扎紧封口，放入锅中加清水熬汁。③锅置火上，放入粳米煮至七成熟，放入山楂、倒入丹参汁煮至粥将成，放冰糖调匀，撒葱花便可。

营养专家点评　丹参具有活血祛瘀的功效；山楂具有消食化滞、活血化痰的功效；粳米具有补中益气、和五脏等功效。丹参山楂粳米粥具有活血通经、理气消食、安神宁心的功效。

扶助正气

正气下降的表现 人体正气低下最直接的表现就是容易生病。因经常患病，加重了机体的消耗，所以一般有体质虚弱、营养不良、精神萎靡、疲乏无力、食欲降低、睡眠障碍等表现。

饮食原则 正气低下的人宜多喝酸奶和白开水；吃点海鲜和动物肝脏，适当补充铁质、谷氨酸和精氨酸；多吃梨、菠萝、西瓜、草莓、葡萄、香蕉等应季水果。这些都可以扶助正气。

明星食材 杏仁、黑芝麻、榛子、香菇、西蓝花、红薯、白萝卜、胡萝卜、山药、菠菜、圆白菜、生菜、虾、猪肉、鸡肉、牛肉、羊肉、南瓜、薏苡仁等。

● 香菇芦笋粥

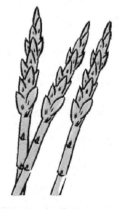

【主料】新鲜香菇5朵，芦笋20克，粳米110克。

【调料】葱末、蒜末、精盐各适量。

【做法】①粳米提前浸泡30分钟；芦笋削皮，切小段；新鲜香菇洗净，切粒。②水烧开后加入粳米，煮开后转小火，煮一会儿后加入香菇粒。③待米开花后加入芦笋，稍煮片刻，加葱末、蒜末、精盐调味即可。

营养专家点评 芦笋有润肺镇咳、清热利尿之功；香菇补益脾胃、养血和血功能显著。二者搭配食用，其扶助正气的功效更佳。

● 南瓜赤小豆粥

【主料】南瓜、粳米各150克，赤小豆100克。

【调料】可不加调料。

【做法】①南瓜去皮、瓤，切块；赤小豆、粳米洗干净。②高压锅中加入适量水，放入南瓜粳米和赤小豆，加压15分钟，煮熟即可。

营养专家点评　南瓜中的南瓜多糖是一种非特异性免疫增强剂，能提高机体免疫功能，促进细胞因子生成，通过活化补体等途径对免疫系统发挥多方面的调节功能。南瓜与赤小豆、粳米共煮成粥，有利尿、扶助正气的功效。

● 薏苡仁羊肉粥

【主料】薏苡仁、粳米各100克，羊肉200克。

【调料】姜丝、精盐、味精各适量。

【做法】把薏苡仁及粳米洗净，羊肉切片，共同放入锅内，加水适量煮粥，加姜丝、精盐、味精调味。

【提示】羊肉并非人人可食，如外感发热、热病初愈、皮肤疮疡患者以及各种出血病患者应忌食。

营养专家点评　羊肉味甘，性温。具有益气补虚、温中暖肾、补精血的功效，是一种良好的温补强壮食品。羊肉煮粥后能健脾补肾，益气补虚。适合病后体虚、贫血、食欲不振等人食用。

● 山药柿饼粥

【主料】山药、薏苡仁各100克，柿饼50克。

【调料】可不加调料。

【做法】①将山药去皮，洗净，切成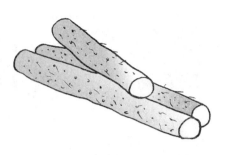
小块；柿饼去蒂，切片备用。②先将
山药、薏苡仁小火煮成粥，粥熟后下
柿饼，稍煮片刻即可。

营养专家点评　此粥滋阴健脾、扶助正气，补肾祛湿。适合平时食
用，可防病强身。

● 番茄香菇粥

【主料】番茄1个，香菇150克，粳米100克。

【调料】甜味料或精盐适量。

【做法】①粳米淘洗干净，加适量水大火煮开后转小火。②番茄去
皮，取半个切成块；香菇去蒂以及杂质，洗净后切片。③将番茄、香菇
放入粥中煮15分钟，出锅前加调味料调味即可。

营养专家点评　番茄含有丰富的维生素C、胡萝卜素、番茄红素以及
钙、磷、铁、锌等矿物质，不但能提供人体所需的多种营养成分，还能
保护免疫细胞；香菇能扶助正气，尤其适合免疫功能低下者食用，工作
紧张或长期吸烟者可常食。

补益气血

气血亏虚的表现 气血亏虚表现为不明原因的疲倦和乏力，适当休息后仍不能完全缓解；情绪不稳定，易激动，脾气暴躁或郁闷不乐，消极低沉；性欲下降，性功能减退；皮肤失去弹性、无光泽，出现各种斑点，皱纹增多，毛发枯黄干燥、变白、易脱落；大脑的感知和记忆功能明显减退；气色不好，经常出现头晕、耳鸣；进食量明显减少，经常出现消化不良，小便频繁，大便干燥；肌肉萎缩，四肢无力，腹部脂肪增加，体态肥胖；无原因的全身发热、出汗、面部潮红或全身发冷等。

饮食原则 中医学认为，精生于先天，而养于后天，精藏于肾而养于五脏，精气足则胃气盛，肾气充则体健神旺，此乃益寿、抗衰的关键。因此，在进食时选用具有补精益气、滋肾强身作用的食物，同时，注意饮食的调配及保养，对补益气血是十分有意义的。

明星食材 芝麻、桑葚、枸杞子、桂圆肉、胡桃、蜂王浆、山药、牛奶、甲鱼、糯米、薏苡仁、猕猴桃、黑豆等。

桂圆糯米粥

【主料】糯米50克，桂圆、大枣、银耳各30克，黑芝麻、白芝麻各15克。

【调料】红糖适量。

【做法】①将桂圆去壳、核，大枣洗净去核，银耳泡发去杂质，糯米淘净放入锅内。②将大枣、桂圆肉、银耳放入锅里，加水适量，用大火煮至六成熟。③放入黑芝麻、白芝麻、红糖，再煮烂成粥即可。

营养专家点评　此粥具有温中健脾、双补气血、健身益寿之功效。适用于血虚引起的头发早白、面色苍白、四肢无力、头昏眼花等症。

● 猕猴桃薏苡仁粥

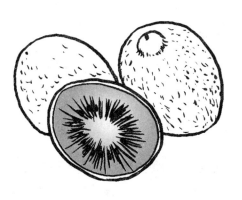

【主料】猕猴桃1个，薏苡仁、粳米各50克。

【调料】冰糖适量。

【做法】①猕猴桃去皮，切成小丁备用；薏苡仁淘洗干净。②锅中加入适量清水烧开，加入粳米、薏苡仁用中火煮粥至熟透。③加入冰糖煮化，再加入猕猴桃略煮，搅匀即可。

营养专家点评　猕猴桃含有大量的维生素C，能提高机体免疫力；薏苡仁有健脾祛湿，补中益气之功。有补益脾胃的功效。

● 芝麻桂圆粥

【主料】白芝麻30克，桂圆50克，大枣5个，糯米50克。

【调料】红糖适量。

【做法】①将桂圆去皮、核，大枣去核，洗净待用。②淘净糯米放入锅内，加大枣、桂圆、白芝麻、清水，用大火煮至六成熟，加入红糖，再煮片刻浓稠成粥即可。

营养专家点评 此粥具有补益气血、养心乌发之功效。适合须发早白、面色无华、眩晕乏力、健忘失眠等人食用。

● 天冬黑豆粥

【主料】天冬、黑豆、黑芝麻各30克，糯米60克。

【调料】冰糖适量。

【做法】①将天冬、黑豆、黑芝麻及糯米洗干净，放入砂锅，加水适量，同煮成粥。②待粥将熟时，加入冰糖，再煮开即可。

营养专家点评 此粥益肝补肾，滋阴养血，固齿乌发。适合发白枯落、面色早枯、神经衰弱以及便秘等人食用。

● 山药小米粥

【主料】鲜山药200克，小米30克。

【调料】精盐适量。

【做法】①小米用水漂洗一遍，鲜山药削去外皮。②水烧开后，放入小米煮几分钟。③将山药切成大块，然后放入锅中。④15分钟后，关火，稍闷即可食用。

营养专家点评 鲜山药富含多种维生素、氨基酸和矿物质，可以防治人体脂质代谢异常及动脉硬化，有补益气血、益心安神、健脾补肾等作用；小米健胃除湿、清热。二者结合熬成浓稠的山药小米粥，其益心安神、补益气血的作用更佳。

利湿消肿

> **水肿的表现** 水肿是指因感受外邪，饮食失调，或劳倦过度等，使肺失宣降通调，脾失健运，肾失开合，膀胱气化失常，导致体内水液潴留，泛滥肌肤，以头面、眼睑、四肢、腹背甚至全身水肿为临床表现。压之有凹陷，小便短少。
>
> **饮食原则** 容易水肿者要保证定期摄入畜肉、禽肉、鱼、虾、蛋、奶等动物类食物及豆类食物，因为这类食物含有丰富的优质蛋白，可以补充人体的蛋白含量；坚持进食适量的蔬菜和水果，可以提高机体免疫力，加强新陈代谢，因为蔬菜和水果中含有人体必需的多种维生素和微量元素，有利于减轻水肿的症状。
>
> **明星食材** 薏苡仁、赤小豆、绿豆、蚕豆、玉米、燕麦、糙米、高粱、冬瓜、莲藕、荠菜、莴苣、胡萝卜、茯苓、鸭肉、鲫鱼等。

● 赤豆绿豆粥

【主料】赤小豆、绿豆、粳米各30克。

【调料】白糖适量。

【做法】①将赤小豆、绿豆、粳米淘洗干净，同放入锅中，加清水适量煮粥。②待粥熟时调入白糖，稍煮即成。

营养专家点评 利湿消肿。适用于水肿、肥胖病等。

● 薏苡仁赤小豆粥

【主料】薏苡仁100克，赤小豆50克，大枣（干）25克，仙鹤草10克。

【调料】白糖适量。

【做法】①将薏苡仁、赤小豆以温水浸泡半日。②用纱布将仙鹤草包好。③大枣去核浸泡。④将薏苡仁、赤小豆、仙鹤草、大枣一同放入锅中，加水煮成稀粥，出锅前撒上白糖调味即可。

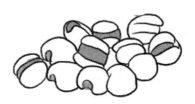

营养专家点评　薏苡仁和赤小豆是十分经典的搭配，二者都具有利水祛湿、健脾消肿的功效，搭配食用效果更明显。

● 茯苓粉粥

【主料】茯苓30克，粳米50克。

【调料】白糖适量。

【做法】①将茯苓研为细末。②将粳米淘净，放入锅中，加清水适量煮沸后，放入茯苓粉，煮至粥熟时，调入白糖，再煮沸即成。

【提示】体质阴虚而无湿热、虚寒滑精、气虚下陷者慎服此粥。

营养专家点评　茯苓有利水渗湿、健脾补中、宁心安神之功效。煮粥服食，对脾胃亏虚、运化不足、纳少便溏及各种水肿等，有较好的辅助治疗作用。

郁李仁薏苡仁粥

【主料】郁李仁10克，薏苡仁30克，粳米50克。

【调料】白糖适量。

【做法】①将郁李仁去皮、捣碎，装入纱布袋内，系好袋口，放入锅内，加水适量，煎煮15~20分钟，弃药袋，取汁液。②将郁李仁液与薏苡仁、粳米共煮成粥，待粥将熟时加白糖调味即成。

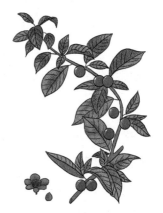

营养专家点评 此粥具有健脾利湿、润肠通便的功效。特别适合大便干燥秘结、小便不利、水肿腹满者食用。

鸭肉粥

【主料】鸭肉100克，粳米100克。

【调料】精盐适量。

【做法】①把鸭肉洗净，切小块；粳米洗净。②将鸭肉、粳米同放入锅中，加清水适量，共煮成粥，加精盐少许调味即可。

营养专家点评 鸭肉有养胃生津、清热健脾、利水消肿、止咳化痰等作用。凡体质虚弱、食欲不振、发热、大便干燥和水肿的人食之有益。

扶正祛邪

> **邪气盛的表现** ▶ 出现原因不明的消瘦、无力；上腹无规则疼痛，食欲下降；皮肤溃烂长久不能愈合；反复出现的不明原因的高热；皮黑痣突然增大，同时伴有痒、破溃，出血疼痛或痣上的毛发脱落；逐渐加剧的头痛，伴突然出现的短暂的视力障碍和呕吐等。
>
> **饮食原则** ▶ 饮食应以清淡、营养丰富、易于消化之品为宜，或选择具有清热解毒作用的食物，宜吃益气养阴、扶正祛邪的食物。忌食辛辣刺激、香燥温热等发物，忌烟戒酒，忌食直接在火上烧烤的鱼、肉及熏肉等，也不要食用在常温下保存过久、可能受到污染的食物。
>
> **明星食材** ▶ 薏苡仁、灵芝、黄芪、莲子、枸杞子、红薯、刀豆、无花果、胡萝卜、荸荠、菱角、猕猴桃、木瓜、大蒜、芦笋、黄瓜、西蓝花、茄子、牡蛎、香菇、木耳、银耳、油菜等。

● 芦笋粥

【主料】鲜芦笋50克，粳米100克。

【调料】精盐适量。

【做法】将鲜芦笋洗净切碎，与粳米同置锅内，加水煮成稀粥，加精盐调味即可。

营养专家点评　此粥有健脾暖胃、利尿消肿的作用。特别适合脾胃虚寒、水肿、便泻等人食用。

红薯粥

【主料】红薯250克，粳米100克。

【调料】白糖适量。

【做法】①将红薯洗净，连皮切成小块。②粳米淘洗干净，用冷水浸泡30分钟，捞出沥水。③将红薯块和粳米一同放入锅内，加入约1000毫升冷水煮至粥稠，依个人口味酌量加入白糖，再煮沸即可。

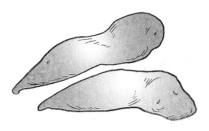

【提示】红薯和柿子不宜在短时间内同时食用，如果同时食用，红薯中的糖分在胃内发酵，会使胃酸分泌增多，和柿子中的鞣质、果胶反应发生沉淀凝聚，产生硬块，量多严重时可使肠胃出血或造成胃溃疡。

营养专家点评　红薯含有丰富的淀粉、胡萝卜素以及钾、铁等十余种微量元素。红薯和粳米同煮粥，可以提高主食的营养价值，有助于扶正祛邪，并使人延年益寿。

香菇瘦肉粥

【主料】新鲜香菇5朵，瘦肉末50克，胡萝卜1根，蒸熟的米饭1碗。

【调料】姜3片，精盐、麻油、料酒各适量。

【做法】①将瘦肉末加入一小勺料酒腌制10分钟；香菇洗净后切成片；胡萝卜切成丁；姜切成丝。②砂锅中加入水烧开，然后放入米饭搅散，用中火煮至沸腾，转成小火，煮到浓稠、米粒开花后，依次放入胡萝卜丁、瘦肉末拌匀，待瘦肉末变白后，再放入香菇片、姜丝，继续煮2分钟，出锅前加入适量的精盐、麻油调味即可。

营养专家点评 香菇煮粥可养胃、补血、清热，常食有扶正祛邪的功效。

● 抗癌八宝粥

【主料】大豆、玉米各50克，银耳、莲子各50克，枸杞子30克，大枣9枚，香菇9个，粳米适量。

【调料】蜂蜜适量。

【做法】①将银耳、香菇和枸杞子放入碗内，用开水浸泡，水凉后将其蒂去掉，滤干。②把粳米、大豆、玉米、大枣、莲子和枸杞子用凉水洗净，同银耳、香菇一起放入砂罐中，加清水小火煮沸，熬成粥，然后调入适量蜂蜜即可。

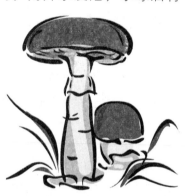

营养专家点评 此粥既能扶正祛邪，益气养阴，又能健脾养胃。

● 油菜粥

【主料】油菜100克，粳米50克。

【调料】精盐、麻油各适量。

【做法】①将油菜择洗干净，切细丝。②粳米淘洗干净，用冷水浸泡30分钟，捞出，沥干水分。③取锅加入适量清水，倒入粳米，大火烧沸，加入油菜、麻油，用小火熬至粥成。④放入精盐调味，再稍焖片刻即可。

营养专家点评 油菜与粳米同煮粥，对防治便秘、扶正祛邪有很好的辅助疗效。

第❸章
粥养五脏，五脏强则百病不侵

　　五脏是人体重要的器官，中医学也强调，心、肝、脾、肺、肾在身体中的作用，就像一个国家中的国王、宰相、将军一样重要。吃对食物就能让五脏和谐，利用粥膳调心、护肝、健脾、润肺、补肾，只要吃得合理，就能使五脏正常运转，使身体百病不侵。

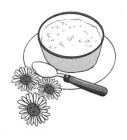

养心上品粥

养生特点▶ 中医学认为，心主要有两项功能。一是"心主血脉"，心脏具有推动血液在经脉内运行，使其滋养全身各个脏腑器官组织的生理功能，与西医学对心脏的认识基本相同。二是"心主神志"，指心与精神意识思维活动有密切关系，心主神志的功能正常，则精神饱满，精力充沛，神志清晰，思维敏捷。日常生活中要戒烟酒，不饮浓茶，保证睡眠充足，不要过劳或过逸，根据自己机体的状况选用合适的运动来锻炼身体，做好心脏的养护。

饮食原则▶ 养心宜多食养心安神的食物。就食物的色彩而言，红色入心，所以养心要吃红色食品；就味道而言，养心要吃苦味食物。日常生活中忌空腹饮茶、夜食生冷，也不宜吃太多肉等黏腻之物，否则可见腹胀、吐泻交作等病症。

明星食材▶ 酸枣仁、柏子仁、粳米、绿豆、赤小豆、薏苡仁、桂圆、莲子、丹参、黑木耳、银耳、茶叶、白扁豆、番茄、地瓜、苦瓜、牛肉、羊肉、猪心、驴肉等。

● 桂圆肉粥

【**主料**】桂圆10克，粳米50克，大枣 5 枚。

【**调料**】白糖适量。

【做法】①将桂圆去皮、核，取肉；粳米淘净；大枣去核。②将桂圆肉、大枣、粳米同放锅中，加适量清水，煮为稀粥。③喜好甜食者可加适量白糖调味即可。

营养专家点评　此粥养心安神，健脾补血。适合心血不足所致的心悸、失眠、健忘、贫血、脾虚泄泻、水肿，以及神经衰弱、自汗盗汗等人食用。

● 酸枣仁粥

【主料】酸枣仁末15克，粳米100克。

【调料】白糖适量。

【做法】先以粳米煮粥，临熟下酸枣仁末再煮，最后加适量白糖调味即可。

营养专家点评　酸枣仁味甘、酸，性平，为治疗虚烦不眠的要药，入白糖适量与粳米为粥，酸甜爽口，安神而宁心，收敛而止汗，适合心肝血虚、心烦失眠、心悸怔忡、体虚自汗、盗汗等人食用。

● 猪心莲子粥

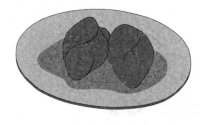

【主料】猪心200克，莲子30克，粳米50克。

【调料】料酒、精盐、油、味精、葱、姜各适量。

【做法】①莲子用温水浸泡30分钟；葱、姜洗净切末；猪心洗净，切成小丁。②炒锅放油，放入猪心丁翻炒，放料酒、葱末、姜末，再翻炒1分钟出锅备用。③锅内加水约1000毫升，放入莲子、粳米煮沸，再放入炒好的猪心丁同煮粥，待粥稠时加入味精、精盐调匀即可。

营养专家点评 猪心有加强心肌营养、增强心肌收缩力的作用；莲子具有清心安神之功。猪心莲子共煮粥有宁心安神、养心补血、益肾气的作用。适合心气虚弱、心神不宁、神经衰弱、失眠、自汗等人食用。

● 桂圆莲子粥

【主料】桂圆、莲子各30克，糯米60克，大枣10枚。

【调料】白糖适量。

【做法】①将莲子去皮、心，洗净；大枣去核，洗净；糯米淘洗干净；桂圆去皮，核，取肉。②将桂圆肉、莲子、大枣、糯米放入锅内，加水适量，置大火上烧沸，再用小火熬煮至熟，加白糖调味即成。

营养专家点评 此粥有益心宁神、养心健脾的作用。适合心血不足、脾气虚弱所致的心悸怔忡、失眠健忘、大便溏泄等人食用。

● 柏子仁粥

【主料】柏子仁15克，粳米100克。

【调料】蜂蜜适量。

【做法】①将柏子仁去杂洗净，稍捣烂。②将粳米洗净，与捣烂的柏子仁一起放入砂锅内，加入适量水，用大火煮沸，改用小火煮约30分钟，加入蜂蜜调味即成。

营养专家点评 柏子仁含有脂肪、蛋白质、矿物质、维生素等成分。与粳米煮成粥，配以补中、润燥的蜂蜜，有很好的润肠通便、养心安神的作用。适用于心悸、失眠健忘、长期便秘或老年性便秘。

养肝上品粥

养生特点 肝为"将军之官"，主持着人体的藏血、疏泄大任，同时协助五脏运化，还与人的聪明才智、谋略胆识、视力好坏、脾气心情等密切相关。若肝有问题，我们的身体运行、才智发挥都会遇到障碍。养肝一定要使肝舒展，避免"肝气郁结"。

饮食原则 中医学认为，"青入肝"，五行中肝又属木，所以青色在五行中也属"木"，有舒缓肝郁、防范肝疾、明目益肝等功能，因此养肝要多吃青色食物。"肝性喜酸"，酸味食物不仅利肝健脾，还可以增强肠胃的消化，所以养肝宜吃酸味食物。

明星食材 粳米、黑米、高粱、莲藕、番茄、香菇、菊花、香芹、菠菜、韭菜、生菜、茼蒿、胡萝卜、梅花、决明子、猪肝、绿豆、猪血、鸡肉、鸭肉、醋等。

● 决明子粥

【主料】决明子15克，粳米100克，或加白菊花10克。

【调料】冰糖适量。

【做法】①将决明子放入锅内炒至微有香气，取出，待冷后煎汁，或与白菊花同煎取汁，去渣。②锅内放入粳米和决明子汁液，煮粥，粥将熟时，加入冰糖，再煮沸即成。

营养专家点评 此粥清肝，明目，通便。适合目赤肿痛、怕光多泪、头痛头晕、习惯性便秘等人食用。

● 鸭肝香芹粥

【主料】盐水鸭肝200克，香芹100克，粳米50克。

【调料】食用油、精盐、熟芝麻各适量。

【做法】①粳米洗净，用食用油、精盐浸泡2小时；盐水鸭肝切丁。②将粳米与鸭肝丁、清水同煮至粥熟稠。③将香芹切成小段，投入粥中，搅拌均匀，盖锅盖，关火。④用锅粥的余温将香芹的味道焗出，出锅时撒上熟芝麻即可。

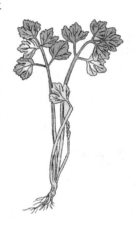

营养专家点评 鸭肝含有丰富的维生素A、B族维生素和矿物质，能起到补血、养肝、明目的作用，改善眼睛干涩不适、皮肤黯淡的状况；香芹含多种氨基酸、挥发油、水芹素等，具有保护肝脏的作用。此粥适合熬夜、用眼过度的人食用。

● 梅花粳米粥

【主料】白梅花5克，粳米100克。

【调料】冰糖适量。

【做法】①先将粳米煮成粥。②加入白梅花，煮沸2～3分钟，加入冰糖调味即可。

营养专家点评 此粥有疏肝理气、健脾开胃的功效。适合慢性胃炎之肝胃气滞、胸闷不舒、嗳气、食欲减退、消化不良等人食用。

● 猪肝绿豆粥

【主料】猪肝100克，绿豆30克，粳米50克。

【调料】精盐适量。

【做法】①先将绿豆、粳米洗净同煮，大火煮沸后再改用小火慢熬，煮至八成熟。②将切成片或条状的猪肝放入锅中同煮，熟后再加精盐、调味即可。

营养专家点评 此粥补肝养血，清热明目，美容润肤，适合面色蜡黄、视力减退、视物模糊的体弱者食用。

● 首乌黑豆粥

【主料】何首乌20克，黑豆、大枣（干）各30克，粳米50克。

【调料】冰糖适量。

【做法】①将何首乌、黑豆、大枣、粳米淘洗干净。加适量水，置大火上烧沸。②用小火煮45分钟，加入冰糖至溶化即成。

营养专家点评 此粥具有滋阴补肾、养肝益血的功效。适合身体虚弱、肝肾亏虚、失眠、食欲不振者食用。

健脾上品粥

养生特点 脾与胃相表里，主运化水谷精微，输布全身，维持生命，脾胃为营血生化之源，故称为"后天之本"。五脏要春夏养阳，秋冬养阴，要升发、潜藏，也需要消耗物质基础。这个物质基础、营养来源于哪儿？就来源于脾胃。所以中医说"脾胃乃后天之本"和"脾胃乃气血生化之源"，所以调养脾胃尤为重要。

饮食原则 中医学认为，黄入脾，四时皆养，对应五行为土，即黄色食物能增强脾脏之气，起到健脾益胃的功效。甘入脾，甘味食物具有健脾养胃、补气养血之效。另外养脾要少食咸菜、咸鱼、咸肉等腌制食品及过甜食品；慎用柠檬、话梅等过酸食品；忌用辣椒、芥末、咖喱等味重食品；忌饮浓茶、咖啡、烈性酒等刺激性饮料等。

明星食材 小米、玉米、黄豆、南瓜、柑橘、大枣、红糖、蜂蜜、薏苡仁、太子参、糯米、大麦、山药、陈皮、木瓜、生姜、猪肉、牛肉、鸡肉、鸭肉等。

● 陈皮粥

【主料】陈皮、高良姜、苎麻根各10克，粳米50克。

【调料】精盐适量。

【做法】①将陈皮、高良姜、苎麻根捣为末，水煎，去渣取汁。②将汁加入粳米煮粥，临熟时加入适量精盐即可。

营养专家点评　此粥和胃理气，化痰止咳，消食清热。适合脾胃亏虚、脘腹胀满、嗳气频作、食欲不振、纳差食少、恶心呕吐、咳嗽痰多、胸膈满闷的人食用。

薏苡仁杏仁粥

【主料】薏苡仁30克，杏仁10克，粳米50克。

【调料】白糖适量。

【做法】①杏仁去皮、心，薏苡仁、粳米淘洗干净。②先取薏苡仁、粳米煮粥，待半熟时下杏仁，煮至粥成，加白糖调味服食。

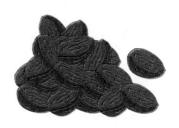

营养专家点评　此粥有健脾除湿、化痰清热的功效。适合脾胃湿热所致的大便溏薄、肛门灼热、小便短黄、咳嗽痰稠等人食用。

荷叶鸭肉粥

【主料】鸭腿200克，粳米50克，生姜5克，新鲜荷叶1张（以叶大、色绿者为佳），葱花适量。

【调料】精盐、鸡精、料酒各适量。

【做法】①把鸭腿洗净，骨肉分开剔，鸭肉切成小丁，骨腿剁成小骨块，分别用料酒、精盐腌30分钟入味，然后放在清水中熬成鸭汤；荷叶切碎块，生姜切末备用。②把粳米放在熬成的鸭汤中煮成粥。③粥好后加切碎的新鲜荷叶煮5分钟，取出荷叶碎块，加精盐、鸡精姜末、葱花调味即可。

营养专家点评 鸭肉有养脾胃的功效，鸭肉同粳米共煮粥有养胃、补血、生津之功效，对病后体虚大有裨益；对脾胃消化能力差的老年人，也是非常适合的。

● 薏苡仁山药粥

【主料】薏苡仁、山药各10克（鲜山药50克），大枣10枚，粳米50克。

【调料】白糖适量。

【做法】①将大枣洗净去核，切细条；将山药研成细末（鲜山药切丁）。②将粳米洗净置于砂锅中，加入大枣、薏苡仁、山药末（山药丁）及适量水。③小火煨粥，粥成时加入白糖拌匀即可。

【提示】有津枯血燥、风寒实喘、小便短赤、热结便秘者不适宜食用。

营养专家点评 此粥具有健脾渗湿、滋补肺肾的功效。适合消化不良性腹泻、大便溏泄、全身无力、心悸气短者食用。

● 滑蛋牛肉粥

【主料】鸡蛋1个，牛肉60克，粳米100克，高汤500毫升。

【调料】胡椒粉、精盐、水淀粉、嫩肉粉各适量。

【做法】①牛肉洗净，切片，用胡椒粉、精盐、水淀粉、嫩肉粉腌渍10分钟，使牛肉软化入味。②鸡蛋打散成蛋液；粳米洗净后用水浸泡30分钟。③锅置火上，放入高汤、粳米，大火煮沸后转小火，熬煮40分钟，加入牛肉片，煮沸淋入蛋液，顺时针搅开即可。

营养专家点评 牛肉有补中益气、滋养脾胃、强健筋骨、化痰熄风的功效。此粥适合气短体虚、筋骨酸软、贫血久病、面黄目眩等人食用。

润肺上品粥

养生特点 中医学认为："肺主气而司呼吸，主宣发肃降，通调水道，朝百脉，主治节。"即肺是人体的一个重要的呼吸器官，是体内外气体交换的场所。肺的功能正常，则呼吸通畅，氧的供应充足，面色红润，机体健康。反之，则出现咳嗽、哮喘等症状，严重者机体将会出现缺氧状态，临床表现为呼吸急促，咳喘，面色暗紫，口唇紫绀等。所以，肺的养生保健方法要以保证肺的呼吸功能正常为主要原则。

饮食原则 在食物五色中，中医学认为，白色的食物属金，归肺、大肠经，包括白色的米、面等淀粉类主食，白色的蔬菜、坚果类等。这些食物都对养肺有一定的作用。另外，日常的饮食应以清淡为主，多食蔬菜、水果及豆制品，少食肉食及含脂肪较多的食物，忌食辛辣，戒烟酒。

明星食材 胡萝卜、百合、慈姑、山药、炒杏仁、红枣、白果、核桃仁、党参、芦笋、罗汉果、枇杷、葡萄、梨、木耳、豆浆、蜂蜜等。

● 百合雪梨粥

【主料】雪梨1个，干百合1小把，糯米50克。

【调料】冰糖适量。

【做法】①糯米淘洗干净；百合洗净；梨洗净，切成小丁。②锅中加适量水，放入梨和百合，盖盖煮。③水煮开后放入糯米，煮开后，用小火煮15分钟。④放入冰糖，再煮5分钟即可。

【提示】梨性寒，一次不宜多吃，尤其脾胃虚寒、腹部冷痛和血虚者，不可多吃，多吃易伤脾胃；百合性偏凉，胃寒的患者宜少食用。

营养专家点评 雪梨味甘，性寒，具有生津润燥、清热化痰之功效，适合秋天食用；百合味甘，性微寒，具有润肺止咳、清心安神的作用，适合养肺的人食用；雪梨、百合与温和的滋补品糯米共煮粥，有很好的润肺养阴作用。

◉ 山药菇枣粥

【主料】粳米90克，红枣、山药、蘑菇各适量。

【调料】冰糖10克。

【做法】①山药去皮洗净，切块；蘑菇洗净，切成小块；红枣去核洗净；粳米洗净，浸泡半小时后捞出沥干水分。②锅内放入适量水，入粳米，用大火煮至米粒绽开，放入山药、蘑菇、红枣同煮。③改小火煮至粥成，入冰糖调味即可食用。

营养专家点评 红枣具有补血养颜、养心润肺的作用；山药具有补脾养胃、生津益肺、补肾涩精等功效。食此粥可生津益肺、宁心安神。

◉ 党参百合粥

【主料】党参、百合各20克，粳米100克。

【调料】冰糖适量。

【做法】①取党参浓煎取汁。②百合、粳米同煮成粥，调入党参汁及冰糖即成。

营养专家点评　党参补益脾肺之气，为调治诸虚之要药；百合、冰糖润肺止咳；粳米滋养肺胃，同为补虚扶正之佳品；相佐更具补脾益气、润肺止咳之效用。适合身体虚弱伴低热者食用。

● 杏仁川贝百合粥

【主料】杏仁、百合各30克，川贝母15克，粳米50克。

【调料】可不加调料。

【做法】①将杏仁、川贝母、百合洗净，装入已消毒的纱布袋内，煮1小时。②将纱布袋捞去后放入洗净的粳米，煮30分钟后即可食用。

营养专家点评　杏仁具有祛痰止咳、平喘、润肠、下气开痹的作用；百合有补肺润肺、清心安神和润燥止咳的作用。由三种止咳元素组成的杏仁川贝百合粥具有较好的养阴、润肺、去燥火功效。

补肾上品粥

养生特点 肾为人的"先天之本",生命之源,有藏精主水、主骨生髓的功能。无论是我们从父母身体得到的先天之精,在出生之后从饮食里面得到的后天之精,还是五脏六腑的精华,全都储藏在肾。所以,养肾不可躁动不安,扰动封藏。日常生活中要注意养肾固精。

饮食原则 中医学认为,"黑入肾",黑色食物有养肾固精的作用。"咸入肾"是指咸味的药物或食物最容易作用于肾,但咸味适度可以养肾,过咸则伤肾。低胆固醇、低脂肪、高维生素饮食对肾有益;碱性食物有益于肾健康。另外,食用动物肾有补肾益精的作用。因其含有丰富的蛋白质、脂肪、多种维生素及某些微量元素,故既有滋补之力,又有强壮之功。

明星食材 黑米、黑豆、黑芝麻、韭菜、山药、芡实、胡桃仁、白果、枸杞子、豇豆、柏子仁、荷叶、猪肾、猪肚、羊肾、狗肉、鸡肉、海参、冬虫夏草、肉苁蓉、何首乌、韭菜子等。

◎ 枸杞猪肾粥

【主料】枸杞子12克,猪肾1只,粳米100克。

【调料】精盐适量。

【做法】①把枸杞子洗净,去杂质;猪肾洗净,一切两半,去臊腺,切成粒；粳米淘洗干净。②把粳米、猪肾、枸杞子放入锅内，加水800毫升，大火煮沸，再用小火煮45分钟，加精盐调味即成。

【提示】猪肾中胆固醇含量高，血脂偏高、高胆固醇者少食。

营养专家点评 此粥有益肾阴、补肾阳、固精强腰的作用。适合肾虚劳损、阴阳俱亏所致的腰脊疼痛、腰膝酸软、腿足痿弱、头晕耳鸣等人食用。

● 韭菜虾仁粥

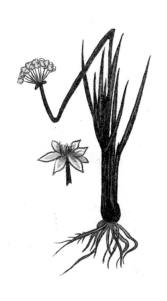

【主料】鲜虾、韭菜各30克，粳米100克。

【调料】精盐、姜各适量。

【做法】①将鲜虾去除泥肠，洗净，切成蓉；韭菜择洗干净，切成小段；姜洗净切末；粳米洗净，用冷水浸泡30分钟，捞出，沥干水分。②锅中加入约1500毫升冷水，将粳米放入，先用大火烧沸，然后加入虾蓉，改用小火熬煮。③粥将熟时，下姜末、韭菜段、精盐调好味，再稍煮片刻即可。

营养专家点评 此粥具有补肾阳、固肾气之效用。适用于肾阳亏虚、腰膝酸软者。韭菜含用大量粗纤维，能刺激肠壁，增强蠕动，故此粥亦可作为习惯性便秘患者之膳食。

● 山药胡萝卜羊肉粥

【主料】山药、羊肉各100克，胡萝卜50克，粳米100克。

【调料】精盐适量。

【做法】①山药、羊肉，胡萝卜切成粒。②羊肉用水煮至熟烂，再与山药片、胡萝卜粒、粳米同煮成粥，加精盐调味即可。

营养专家点评　此粥有健脾补肾的功效。适合体虚畏寒、食欲不振、大便溏薄、腰酸尿多等人食用。

◉ 首乌大枣粥

【主料】首乌、粳米各60克，大枣（去核）10枚。

【调料】红糖适量。

【做法】①将首乌、粳米、大枣洗净放入锅内，加清水适量，大火煮沸后，小火煲成粥。②放入红糖煲沸即成，随意食用。

营养专家点评　此粥具有补气血、益肝肾、黑须发、养容颜的功效。适合面色无华、颜发早白、乏力气短等人食用。

◉ 核桃锁阳粥

【主料】核桃仁、粳米各30克，莲子、山药、黑眉豆各15克，巴戟天10克，锁阳6克。

【调料】精盐或白糖适量。

【做法】①将黑眉豆用温水浸泡3小时，莲子去心，核桃仁捣碎，巴戟天与锁阳用纱布包裹，与粳米一同加入砂锅中，加水煮至米烂粥成。②捞出巴戟天、锁阳药包，根据个人口味加精盐或白糖调味。

营养专家点评　此粥有补肾壮阳、健脾益气的功效。适合脾肾两亏的腰酸腿软患者食用。

第4章

美容塑身，由内而外喝出美丽

　　人真正的美，永远都是由内而外散发的。漂亮的白，也总是从里向外略透微红的。要达到这种效果，仅靠涂涂抹抹可不行，得从内部调养。美容塑身粥不仅能够打造好身材，而且会让你拥有漂亮脸蛋，这样的好方法，大家岂能错过呢？爱美的女士们赶紧行动起来吧，祝你在享受美食的同时，还能轻松美容塑身成功。

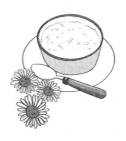

美白祛斑

美白祛斑看点 ▶ 利用饮食美白祛斑可解决面部或身体某部位暗沉、色斑、松弛、毛孔大等问题，改善肌肤新陈代谢，促进皮肤血液循环，增强肌肤弹性与活力，使肌肤重获新生美肌能量，实现肌肤紧致、嫩白、水润健康，提高整体皮肤质量。

饮食原则 ▶ 想要美白祛斑，宜常吃富含维生素C的食物，因为维生素C能清除皮肤细胞中的自由基，达到美白肌肤的效果；常吃些富含胡萝卜素、维生素E和番茄红素的抗氧化食物；适当补充富含胶原蛋白的食物，如猪蹄、海参等；适当补充大豆、核桃、深海鱼等富含不饱和脂肪酸的食物。少吃辛辣、煎炸、刺激性食物以及加工食品；少吃精盐。

明星食材 ▶ 薏苡仁、玉米、黑芝麻、核桃、黄豆、赤小豆、燕麦、花生、猪蹄、香菇、银耳、大枣、樱桃、苹果、玫瑰花等。

● 枇杷大枣粥

【主料】枇杷、大枣各6枚，粳米100克。

【调料】白糖适量。

【做法】①将枇杷冲洗干净，撕去外皮，剔去枇杷核。②粳米洗净，用冷水浸泡1小时后捞出来，沥干水分。③锅内加入1000毫升冷水，加入粳米、大枣，用大火烧开后加入枇杷，改成小火熬煮成粥，最后加入白糖调味即可食用。

【营养专家点评】　枇杷具有润沛生津之效；大枣具有补血益气、养颜之功。此粥具有润肺养颜的功效。

玫瑰花粥

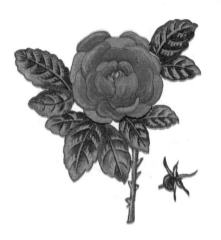

【主料】玫瑰花10朵，粳米100克，鸡汤1500毫升。

【调料】蜂蜜适量。

【做法】①鸡汤加热煮沸，放入粳米续煮至滚时稍微搅拌，改小火熬煮30分钟。②加入玫瑰花瓣续煮3分钟。③将蜂蜜加入滚烫的稠粥拌匀即可。

【营养专家点评】　玫瑰花具有调经、促进血液循环的功效，进而使肌肤光滑有弹性，是女性最佳的天然养颜保养品之一。常食玫瑰花粥，可美容护肤，祛斑美白，还可治疗肝气郁结引起的胃痛，对情绪方面还有镇静、安抚的功效。

小米大枣粥

【主料】小米100克，大枣50克。

【调料】白糖适量。

【做法】①将小米、大枣洗干净，用清水浸泡1小时。②把小米、大枣放入锅内，倒入适量清水，先用大火煮沸后，再改用小火煮至粥稠，加入白糖调味即可食用。

【营养专家点评】　大枣是一种营养佳品，被誉为"百果之王"，富含维生素C和铁，可补气养血，美容养颜。与小米搭配煮粥，可养血养心，由内而外调血养气。

● 猪蹄花生粥

【主料】猪蹄1个，花生仁30克，粳米100克。

【调料】葱花、精盐各适量。

【做法】①猪蹄洗净，剁成小块，放入开水锅中焯烫，去血水，然后再放入开水中煮至汤汁浓稠。②粳米淘净，加水煮开，放入猪蹄、花生仁，煮至烂稠，加入精盐、葱花即可。

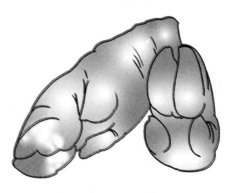

猪 蹄

营养专家点评 猪蹄中含有丰富的胶原蛋白，可促进毛发、指甲生长，保持皮肤柔软、细腻，使指甲有光泽；花生有"长生果"之称，与粳米共煮粥有美白嫩肤的效果。

● 薏苡仁莲子粥

【主料】薏苡仁150克，莲子50克，大枣5枚。

【调料】冰糖适量。

【做法】①薏苡仁淘洗干净，用冷水浸泡3个小时，捞出沥干水分；莲子去心，用冷水洗净；大枣洗净去核。②锅内加入1000毫升冷水，放入薏苡仁，用大火烧沸，然后加入莲子、大枣，一起焖煮至熟透，最后加入冰糖，熬至成粥状即可食用。

营养专家点评 薏苡仁是一种很好的美容食品，平时食用可以有效地保持皮肤的光泽细腻，有效消除粉刺、雀斑、老年斑等，并且可以改善皮肤粗糙问题；莲子可有效补脾，止腹泻，并且有安神明目的功效；大枣能提高人体免疫力，保护肝脏，含有多种蛋白质成分。以上三者配合煮粥，可美白保湿，美肤养颜。

● 樱桃银耳粥

【主料】水发银耳50克，罐头樱桃30克，粳米100克。

【调料】糖桂花、冰糖各适量。

【做法】①先将粳米煮粥，粥熟后，加入冰糖溶化。②加入银耳，煮10分钟，再加入樱桃、糖桂花，煮沸后即成。

营养专家点评　樱桃含铁、维生素C，能使皮肤红润嫩白；银耳富含植物性胶质，常食可使皮肤嫩白光润。二者和粳米共同煮粥食用，可使人肌肉丰满，皮肤嫩白光润，容颜焕发。

减肥瘦身

減肥瘦身看点▶ 减肥瘦身对肥胖者来说是一个永恒的话题，尤其是女性。谁不想拥有一副玲珑有致的"魔鬼"身材？然而许多肥胖人士常常因为这样或那样的诱惑越减越肥，以致于对自己失去信心。

饮食原则▶ 体形肥胖者应充分摄取钙质和帮助缓解便秘的纤维质，摄取促进脂肪和糖代谢的B族维生素；常吃一些饱腹感强、含能量低的食物，如蔬菜；少吃油腻、油炸食物；少喝碳酸饮料；少吃高脂肪食物，如肥肉、动物肝脏等；限制每天摄入食物的总能量，保证各种营养素充足供给。

明星食材▶ 糙米、玉米、燕麦、薏苡仁、赤小豆、黄瓜、冬瓜、山药、红薯、南瓜、胡萝卜、海带、魔芋、芹菜、白菜、苋菜、香蕉、苹果等。

◉ 苹果麦片粥

【主料】苹果1个，燕麦片100克。

【调料】蜂蜜适量。

【做法】①锅内加入1000毫升清水，加入燕麦片，大火煮。②将苹果去皮，切成滚刀块。③水烧开后，放入苹果。④再次烧开后，转小火煮20分钟左右，汤汁黏稠时加入蜂蜜调味即可。

营养专家点评　苹果和燕麦片均富含膳食纤维、维生素和矿物质，可润肠通便，减肥瘦身，这款粥除瘦身减肥外，还能解除便秘之忧。

黄瓜糙米粥

【主料】黄瓜1根，糙米50克，糯米20克。

【调料】精盐适量。

【做法】①糙米、糯米洗净放到电饭煲中，加米的3倍量的清水，煮30分钟，拔电源再焖5分钟；黄瓜切小块。②在煮好的粥中放入黄瓜块，加精盐调味，煮开即可。

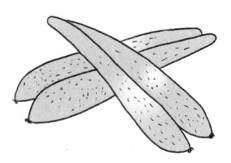

营养专家点评　黄瓜中的丙醇二酸能抑制糖类物质转化为脂肪，且黄瓜中的纤维素对人体肠道内物质的排泄也有一定作用；糙米含有大量膳食纤维和丰富的B族维生素、维生素E以及一些微量元素，补充营养的同时还可以在一定程度上控制体重。

香蕉玉米粥

【主料】香蕉1根，玉米片50克，粳米80克。

【调料】红糖适量。

【做法】①玉米片用开水泡5分钟，使其变软，放入红糖；香蕉去皮切片；粳米淘洗干净。②锅置火上，注入清水，放入粳米，用大火煮至米粒绽开。③把香蕉片、玉米片放入粥里，搅拌均匀即可。

营养专家点评　香蕉可清肠胃、治便秘，并有清热润肺的功效；玉米是养生保健佳品。二者与粳米同煮粥，有润肠通便的功效。

● 鲜虾冬瓜粥

【主料】鲜虾仁、粳米各50克，冬瓜150克，蘑菇20克。

【调料】油、鸡汤、精盐、胡椒粉各适量。

【做法】①冬瓜洗净，去瓤，保留瓜皮，切丁，焯透；粳米淘洗干净，用水浸泡30分钟；蘑菇洗净，切粒。②鲜虾仁放五成热的油锅中炸熟捞出。③锅内加鸡汤和清水烧沸，放入粳米，烧开后转小火熬煮10分钟，加冬瓜丁、蘑菇粒煮至粥熟，加虾仁、胡椒粉和精盐即可。

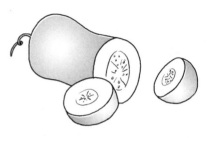

营养专家点评 冬瓜具有清热利水、生津除烦的功效，将冬瓜与鲜虾、粳米等煮成粥，有良好的减肥效果。

● 荷叶粥

【主料】鲜荷叶一张，粳米100克。

【调料】冰糖少许。

【做法】①将荷叶洗净切成小方块，入锅加适量水，用武火烧沸，再用文火煎煮10~15分钟，去渣留汁。②将粳米洗净入锅，倒入荷叶汁，加入冰糖和适量水，熬煮成粥即成。

营养专家点评 荷叶具有排水利尿、促进胃肠蠕动的功效，与粳米一块儿煮粥食用，有减肥瘦身的功效，适用于身体肥胖者食用。

● 红薯玉米粥

【主料】红薯300克，玉米渣200克。

【调料】可不加调料。

【做法】①红薯去皮切块放入锅中，大火煮10分钟。②玉米渣放入碗中用冷水调开备用。③红薯煮到软后把稀释的玉米渣混合液倒入锅中用勺子不停搅拌，待锅中冒泡后煮5分钟左右即可。

营养专家点评　红薯含有大量不易被消化酵素破坏的纤维素和果胶，能刺激消化液分泌及肠胃蠕动，从而起到通便减肥的作用；玉米是粗粮中的保健佳品，对人体的健康颇为有利。两者共同煮粥，能为人体提供丰富的膳食纤维，有饱腹感，适合减肥者食用。

乌发美发

乌发美发看点 在人的一生中，以15～30岁时头发生长最快，随着年龄的增长，头发生长速度逐渐减慢，且随着皮肤的老化、萎缩，毛囊数量逐渐减少。这时我们可以通过饮食调理，减缓这个过程的出现。只有将身体调整到正常状态，才能拥有一头乌黑、柔软、有光泽的秀发，以使自己更加美丽。

饮食原则 日常饮食中应保证摄入优质蛋白食品和具有补血作用的食物，如瘦肉类、蛋类、奶类、豆制品、动物肝脏、黑木耳等；应多吃含有养发护发成分碘的海藻类、海带、紫菜等海产品；应选择具有乌发美发作用的食物，如黑芝麻、黑豆、首乌、核桃等；还应保持饮食的酸碱平衡，注意日常生活中的饮食营养的合理搭配，保证体内各种营养的平衡，从而延缓白发早生，使秀发长存。

明星食材 玉米、黄豆、黑豆、扁豆、胡萝卜、苋菜、油菜、菠菜、荠菜、葡萄干、柿饼、蜜枣、葵花子、核桃仁、芝麻、枸杞子、猪肝、牛肝、鸡肉、鸭肉、鸡蛋、鸭蛋、奶粉、黄油等。

枸杞黑芝麻粥

【主料】枸杞子10克，黑芝麻30克，粳米80克，糯米20克。

【调料】糖桂花、冰糖各适量。

【做法】①粳米洗净，枸杞子泡软，糯米要提前浸泡2小时。②将水煮开后，放入粳米和糯米、黑芝麻，用小火煮至黏糯后，放入冰糖和枸杞子再煮约15分钟。③食用时浇上适量糖桂花。

营养专家点评　此粥既可乌发又防脱发，具有补肝肾、益气血之效。适合头发早白、脱发者食用。

● 芋头芝麻粥

【主料】鲜芋头20克，黑芝麻、玉米糁各适量，粳米80克。

【调料】白糖适量。

【做法】①粳米洗净，泡30分钟后，捞起沥干水分；鲜芋头去皮洗净，切成小块。②锅置火上，注入清水，放入粳米、玉米糁、鲜芋头，用大火煮至粥熟。③放入黑芝麻，改用小火煮至粥成，调入白糖即可。

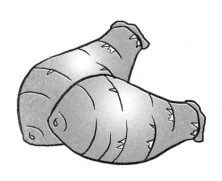

营养专家点评　芋头有益胃、宽肠、通便散结、补中益气、填精益髓等功效；芝麻有补肝气、强身的作用，还有润燥滑肠、美发乌发的作用。与玉米糁、粳米共煮成粥，乌发美发的功效更好。

● 三黑核桃粥

【主料】黑米50克，黑豆20克，黑芝麻、核桃仁各15克。

【调料】红糖适量。

【做法】①黑米、黑豆洗净泡一晚上。②将黑豆、黑米放入砂锅中，倒入浸泡的黑水，再续足够量的清水，大火煮开，小火慢熬。③核桃仁炒熟后掰碎，黑芝麻炒熟后研磨成粉末状。④粥熬好之后，放入黑芝麻粉末、核桃仁、红糖大火煮两三分钟即可。

营养专家点评　此粥能乌发润肤美容、补脑益智。适合须发早白、头昏目眩及贫血患者食用。

● 首乌鸡蛋粥

【主料】何首乌30克，鸡蛋150克，小米50克。

【调料】白糖适量。

【做法】①把小米用清水洗净。②将何首乌用水煎2次，去渣取汁备用。③把小米、何首乌汁及适量的水放入锅中，大火煮沸。④把鸡蛋打入锅内，改小火熬粥，粥熬好时加入适量白糖，调匀即可。

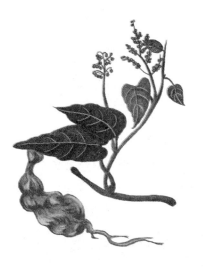

营养专家点评　何首乌一直是古代宫廷养发秘方中最常用的材料，因其有乌发的功效；鸡蛋中含有铁，养发的根本是血液，而铁是血红蛋白的主要成分，鸡蛋中还含有大量的维生素、蛋白质和其他微量元素，具有宁心安神、补血润燥的功效，能使头发乌黑；小米有清热解渴、暖胃祛湿、补血益气、乌发固齿的功效。三者共煮粥，可以起到乌发美容、强身健体的效用。

● 首乌核桃黑米粥

【主料】何首乌30克，核桃仁15克，黑芝麻20克，黑米100克。

【调料】冰糖适量。

【做法】①将何首乌入砂锅煎取浓汁，去渣取汁，与黑米、黑芝麻、核桃仁（均洗净）同煮成粥。②待粥将熟时，加入冰糖，再煮沸即成。

【提示】大便泄泻者忌食此粥；服粥期间，忌吃葱、蒜、萝卜、羊肉；有龋齿者忌食。

营养专家点评　此粥有益肝肾、乌须发之功效。适合肝肾不足所致的须发早白、脱发等人食用。

润肠排毒

润肠排毒看点 肠道可以迅速排除毒素，但是如果消化不良，就会造成毒素停留在肠道，被重新吸收，有害健康。健康人排毒不应依赖于保健品，而应着眼于改善生活方式，树立健康的营养观念，平日注意运动；合理饮食，多饮水，多吃水果、蔬菜和杂粮，以此来清除肠壁上的废物。

饮食原则 多吃蔬菜、水果及富含膳食纤维的食物，通过细菌发酵，使肠道内有益菌增加，促进肠道蠕动，帮助排出毒素。忌食高蛋白、高胆固醇食物，如动物脑、动物肝肾等；少食辛辣刺激性食物，如辣椒、大蒜、胡椒等。

明星食材 燕麦、绿豆、糙米、黑木耳、海带、苹果、白菜、白萝卜、芹菜、韭菜、胡萝卜、红薯。

● 郁李仁粥

【主料】郁李仁10克，粳米100克。

【调料】可不加调料。

【做法】①将郁李仁择净，捣碎，放入锅中，加清水适量，浸泡5～10分钟后，水煎取汁。②锅内加郁李仁汁、粳米和清水煮为稀粥即成。

营养专家点评 此粥可润肠通便，利水消肿。适合大便干燥难解、小便不利、肢体水肿等人食用。

● 燕麦粥

【主料】燕麦、粳米各50克。

【调料】白糖适量。

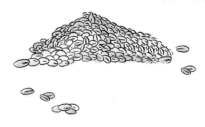

【做法】①将燕麦、粳米淘净，同放锅内，加清水适量煮粥。②待煮至粥熟后，加白糖调味即可。

营养专家点评　燕麦富含膳食纤维、维生素E等物质，能促进肠胃蠕动，通便排毒。此粥适合肝胃不和所致的食欲不振、纳差食少、大便不畅等人食用。

● 绿豆薏苡仁粥

【主料】绿豆、薏苡仁、糙米各50克。

【调料】橄榄油、精盐各适量。

【做法】①薏苡仁、绿豆和糙米分别浸泡2小时。②水烧沸，加入沥干的糙米、绿豆和薏苡仁。③加入橄榄油，先以大火煮10分钟，再转中小火煲2小时左右。④粥熬好后，加精盐调味即可。

营养专家点评　绿豆能清热解毒、消暑止渴；薏苡仁则有健脾益胃、消水肿、宁神安眠之功效。两者加起来是排毒好拍档，配合糙米煮粥，在饱腹之余亦有助于清肠胃。

● 菊花绿豆粥

【主料】杭菊花15朵，绿豆、粳米、糯米各50克。

【调料】冰糖适量。

【做法】①绿豆、粳米和糯米分别用清水浸泡20分钟，放入锅内熬煮。②粥将成时放入杭菊花，加入冰糖即可。

营养专家点评 绿豆富含蛋白质、膳食纤维及多种维生素，可解毒、清热；菊花富含糖类、脂肪及多种维生素，有平肝明目、解毒消肿的功效。二者与小米共煮粥，可润肠滑道，促进毒素排出。

◯ 山药萝卜粥

【主料】山药300克，白萝卜1/2个，芹菜适量，粳米150克。

【调料】精盐、胡椒粉、香菜各适量。

【做法】①粳米洗净沥干；山药和白萝卜均去皮，洗净，切小块；芹菜、香菜切末。②锅中加水1000毫升煮开，放入粳米、山药、白萝卜稍微搅拌，至再次滚沸时，改小火熬煮30分钟。③加精盐拌匀，食用前撒上胡椒粉、芹菜末及香菜末即成。

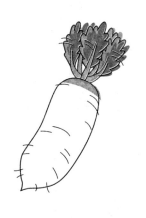

营养专家点评 山药具有健脾益肾、助消化之效；白萝卜则有利于排水利尿、行气开胃。共煮粥具有调节气血、润肠行气的效果。

第**5**章

四季养生，喝粥应根据季节走

粥膳养生要顺应气候的变化，一年四季，春温、夏热、秋凉、冬寒。注意各个季节的科学饮食及食补方式，合理安排饮食，可保持体内阴阳气血正常运行，使正气守内，邪不可侵，百病不生。

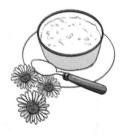

春季养生粥：
护肝固阳

养生特点 春季是由寒转暖的季节，也是自然界阳气初发，由弱转强，以及阴寒之气由盛转衰乃至消失的季节。此时人体阳气萌动，新陈代谢加快，如同程序的启动阶段，启动顺利，程序才能正常运行。因此，春季养生是四季养生中十分重要的开端。春季养生重点在于护肝固阳，饮食宜润，睡眠宜早。

饮食原则 春季应以养阳为上，宜食温热性的食物，适当吃甜味食物以防止肝气过旺；多吃富含蛋白质的食物以增强机体的抵抗力。此外，还应适当增加富含维生素的蔬菜、水果，以抵抗病毒、预防呼吸道感染等。

明星食材 春季应注意气候渐暖、人体阳气萌动的特点，选用正确的食材，如粳米、小米、玉米、薏苡仁、豆类、芹菜、芝麻、花生、春笋、莴苣、山药、赤小豆、苹果、橘子、樱桃、葱、姜、牛肉等。

● 芹菜粳米粥

【主料】芹菜120克，粳米100克。

【调料】精盐适量。

【做法】①将芹菜洗净，切成段；粳米淘洗干净。②将粳米与芹菜段一起置于锅内，加入适量清水用大火烧沸，改用小火熬至米烂成粥。③加入精盐调味即成。

营养专家点评　春季肝阳易动，常使人头疼、眩晕、目赤，吃此粥可平肝降压，清热利水。

● 芹菜豆腐粥

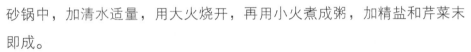

【主料】芹菜20克，豆腐30克，粳米100克。

【调料】精盐适量。

【做法】①芹菜洗净切末；粳米淘洗干净；豆腐切成丁。②豆腐和粳米一同放入砂锅中，加清水适量，用大火烧开，再用小火煮成粥，加精盐和芹菜末即成。

营养专家点评　芹菜平肝清热，祛风利湿；豆腐清热解毒，生津润燥。芹菜豆腐粥可清热生津，除烦消肿。

● 韭菜粳米粥

【主料】韭菜60克，粳米100克。

【调料】精盐适量。

【做法】①韭菜洗净切碎待用。②将粳米淘净煮沸，加入韭菜碎同煮至烂，加精盐即可。

【提示】阴虚体质、身患疮疡者不宜食用此粥。

营养专家点评　此粥辛辣，温胃助阳，有促进生发的作用。适用于脾肾阳虚所致的腹中冷痛、泄泻或便秘、虚寒久痢、噎嗝反胃、小便频数、腰膝酸冷者食用。

● 杏仁山药粥

【主料】杏仁粉40克，山药、紫山药各50克，鲜奶50毫升，熟杏仁10克，白米饭1碗。

【调料】白糖适量。

【做法】①山药、紫山药去皮，切小丁。②锅中加水煮沸，加入白米饭，小火煮成粥，加入山药、紫山药煮熟。③杏仁粉用少许热水拌匀，加入鲜奶，倒入锅中煮沸。④加入白糖拌匀即可。

（营养专家点评）山药自古以来便被认为是补虚佳品，可以起到补肾健脾、益胃补肺的功效。山药和杏仁是完美的组合，同食有补中益气、温中润肺的功效，适合脾虚体弱者食用。

● 紫苏粳米粥

【主料】紫苏叶6克，粳米50克。

【调料】红糖适量。

【做法】①砂锅内加入适量水，放入紫苏叶，煮沸1分钟，去渣取汁备用。②将粳米淘洗干净，另行烧水，加入粳米煮粥，待粥熟时，再加入紫苏叶液和红糖，搅匀即成。

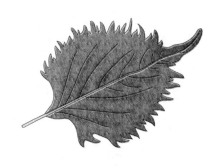

（营养专家点评）紫苏叶味辛，性温，有散寒解表、行气宽中等功效，紫苏叶与粳米同煮，有和胃、散寒、解表的作用。

● 皮蛋瘦肉粥

【主料】皮蛋1个，瘦牛肉100克，粳米100克，糯米20克。

【调料】葱花、姜末、生抽、鸡精、精盐各适量。

【做法】①粳米和糯米洗净，提前放入锅内用水泡上；皮蛋切小块。②瘦牛肉剁碎，加葱花、姜末、生抽、鸡精、精盐拌匀备用。③大火熬煮，开锅后转中火，加入瘦牛肉，搅匀，肉变色后转小火慢慢熬30分钟左右。④加入皮蛋丁熬煮3~5分钟，撒上葱花即可食用。

营养专家点评 此粥有大补虚劳、滋阴养血的功效。适合形体消瘦、病后虚弱、胃燥口渴、肺燥干咳、肠燥便秘者食用。

夏季养生粥：
除烦解暑

养生特点　夏季天气炎热，传统的中医理论用五行中的"火"来概括夏天的气候特征，此时人体最易受暑热侵袭，可能出现中暑、头昏脑涨、食欲不振、倦怠乏力等症。因此在夏季，需要及时调整起居、饮食，以适应气候变化。

饮食原则　夏季气温高，剩饭剩菜容易被细菌污染，最好不吃，如果吃也必须经过高温处理；生吃瓜果要洗净削皮；应适当多吃些清淡易消化的食物，如豆制品、蛋类、乳类、鸡、鱼、新鲜蔬菜、瓜果等，少吃油腻食物；夏季人体水分和精盐丢失较多，应多喝水，并适量饮些淡盐水，但切忌饮水过多，以免增加心脏和消化系统的负担，应采取少量多次的方法。

明星食材　适宜夏季养生熬煮的食材多选用有清凉作用的食物，以达到生津止渴、除烦解暑、排毒通便的功效。如绿豆、黄瓜、番茄、苦瓜、丝瓜、冬瓜、百合、莲藕、柠檬、西瓜、鸭肉、太子参、荷叶等。

● 干贝冬瓜粥

【主料】干贝4个，冬瓜、木耳各30克，粳米80克。

【调料】精盐适量。

【做法】①把干贝和木耳放入水里浸泡4个小时捞出，切碎。②把冬瓜洗干净后，削皮细切丝。③锅置火上，加入适量清水，放入淘好的粳米、碎木耳和干贝碎，煮开后加入冬瓜丝开始煮粥。④煮至稠粥黏稠加精盐调味。

（营养专家点评）　干贝可消暑、凉血、解毒，与清热去火的冬瓜搭配，制成粥膳，可谓相得益彰，非常夏季食用。

● 苦瓜粥

【主料】苦瓜50克，粳米100克。

【调料】冰糖、精盐各适量。

【做法】①将苦瓜去瓤，切成丁备用。②将淘洗干净的粳米入锅，加水适量，用大火烧开。③放入苦瓜丁、冰糖、精盐，转用小火熬煮成稀粥。

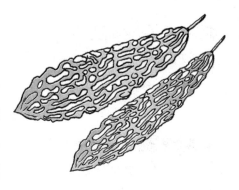

（营养专家点评）　此粥具有清暑涤热、清心明目、解毒的作用，适合热痛烦渴、中暑发热、目赤疼痛等人食用。

● 荷叶粥

【主料】鲜荷叶（约200克）1张，粳米100克。

【调料】白糖适量。

【做法】①将粳米洗净，加水煮粥，临熟时将鲜荷叶洗净覆盖在粥上，焖15分钟，揭去荷叶，粥成淡绿色，再煮沸片。②加白糖调味即可。

（营养专家点评）　荷叶粥有清暑利湿、升发清阳的功效。

丝瓜虾皮粥

【主料】丝瓜100克，虾皮15克，粟米100克。

【调料】葱花、姜末、精盐、黄酒各适量。

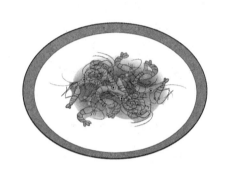

【做法】①将丝瓜刨去薄层外皮，洗净后切成滚刀状小块。②将粟米淘洗干净，放入砂锅，加适量水，大火煮沸后改用小火煨煮至粟米酥烂。③放入丝瓜块和虾皮，再加葱花、姜末、精盐，并烹入黄酒，拌和均匀，再以小火煨煮片刻即成。

营养专家点评 虾皮含钙丰富，丝瓜含维生素C丰富，二者熬粥可弥补夏季高温时人体因排出大量汗液而流失的营养素，还能美容护肤。

绿豆西米粥

【主料】绿豆、粳米各50克，西米30克。

【调料】白糖适量。

【做法】①将绿豆、粳米用清水洗净，西米用清水泡透。②砂锅加清水烧开，加入绿豆、粳米，用小火煮至米开花。③加入西米，调入白糖，继续用小火煮约10分钟即可。

【提示】脾胃虚弱的人不宜多食此粥。

营养专家点评 此粥营养丰富，含有淀粉、纤维素、多种氨基酸、维生素及多种矿物质，能很好地满足人体营养需求，维持人体脏器的正常功能，同时具有减肥瘦身、清热消暑的功效。

西瓜皮粥

【主料】西瓜皮100克，粳米100克。

【调料】精盐适量。

【做法】①将西瓜皮削去硬皮及残留瓜瓤，冲洗干净，切成细丁，用精盐稍腌；粳米淘洗干净。②取锅放入清水、西瓜皮丁、粳米，先用大火煮沸后，再改用小火煮约15分钟，以精盐调味后进食。

营养专家点评　此粥清热解暑，生津止渴，利尿消肿。适合暑热解渴、中暑神昏、小便短赤等人食用，是夏季常用保健佳品。

秋季养生粥：
润燥养肺

养生特点 秋季气候逐渐由热转寒，早晚温差较大，万物随寒气增长逐渐萧落。此时如果人体不能适应季节变化，会导致生理功能失调产生疾病。中医学认为，秋季在五脏属肺，肺喜润而恶燥，而秋季特别燥，秋燥很容易伤肺，所以说润燥养肺是秋季养生的重点。

饮食原则 燥是秋季的主气，肺易被燥所伤，进补时应当注意养阴、生津、润肺，采取平补、润补相结合的方法，以达养阴润肺的目的。要多吃芝麻、蜂蜜、水果等柔软、含水分较多的甘润食物；注意少辛增酸，也就是说，要少吃辛辣的食物，以防肺火太盛。中医学认为，肺火太盛会损伤肝的功能。因此除少辛之外，在秋天还要增酸，以增强肝脏的功能，抵御过盛肺火的侵入。

明星食材 芝麻、糯米、粳米、阿胶、蜂蜜、枇杷、菠萝、梨、乳品、银耳、甘蔗、莲藕、山药、菠菜、白萝卜、百合、莲子、乌骨鸡、猪肺、豆浆、鸭蛋、橄榄等。

● 百合莲子瘦肉粥

【主料】百合、莲子各20克，猪瘦肉50克，粳米100克。

【调料】姜、精盐、白糖各适量。

【做法】①莲子、百合清洗干净；猪瘦肉切丁；姜切片。②锅内注入清水，加入莲子、百合、猪瘦肉丁、粳米、姜片，开锅后用中火煲40分钟。③调入精盐、白糖，同煲20分钟即成。

（营养专家点评）　百合、莲子均有润肺健脾的功效，是秋季滋补佳品，老少皆宜。

● 南瓜蜂蜜粥

【主料】南瓜80克，莲子5颗，粳米50克。

【调料】蜂蜜适量。

【做法】①将南瓜去掉外皮，清洗干净切成小丁备用。②把粳米和莲子在清水中泡1个小时以上。③锅中加入清水，大火烧开，放入粳米和莲子，煮开后转至中小火熬煮。

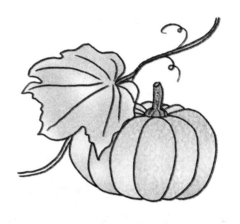

④米煮到开花变软后，放入南瓜丁，中火煮至南瓜软烂。食用时加入蜂蜜即可。

（营养专家点评）　南瓜有补中益气、消肿的作用；蜂蜜有补中润燥、止痛、解毒的功效。共煮粥具有清热降火、润肠防燥的功效。

● 白萝卜山药粥

【主料】白萝卜、山药各100克，粳米50克。

【调料】胡椒粉、精盐各适量。

【做法】①把粳米淘净，用清水浸泡20分钟。②山药洗净，削去外皮，切成滚刀块；白萝卜洗净，去皮，切成滚刀块。③砂锅中加适量的清水，中火加热，水热后放入粳米、山药块、白萝卜块。④砂锅煮开后转小火煲30～40分钟。食用时加精盐、胡椒粉即可。

营养专家点评 白萝卜能清热生津，消食化滞；山药可健脾补肺、固肾益精。适合肺气虚燥等症者食用。

● 冰糖雪梨粥

【主料】雪梨2个，粳米100克（也可用小米代替）。

【调料】冰糖适量。

【做法】①将雪梨去皮、去核后切成小块。②加粳米100克，和水、冰糖同煮，至粥黏稠即可。

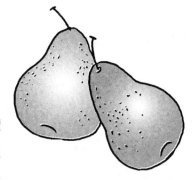

营养专家点评 雪梨含苹果酸、柠檬酸、葡萄糖、蔗糖、B族维生素、维生素C等，具有润肺生津、清热化痰的功效；冰糖补中益气、和胃润肺。两者结合煮粥，可清心润肺、清热生津。适合咽干口渴、面赤唇红或燥咳痰稠者食用。

● 百合润肺粥

【主料】百合60克，粳米100克。

【调料】白糖适量。

【做法】①粳米、百合洗净放入锅内，加水适量。②将锅置大火上烧沸，再改用小火熬煮。③待百合与粳米熟烂时，加白糖拌匀即成。

营养专家点评 此粥有润肺止咳、清心安神之功效。适合肺燥咳痰带血丝等人食用。

● 山药菇枣粥

【主料】山药、蘑菇、大枣各适量，粳米90克。

【调料】白糖适量。

【做法】①山药去皮洗净，切块；蘑菇洗净，切片；大枣去核洗净，切成小丁；粳米洗净，浸泡30分钟后捞出沥干水分。②锅内注水，放入粳米，用大火煮至米粒绽开，放入山药块、蘑菇片、大枣丁同煮。③改用小火煮至粥成，加白糖调味即可。

营养专家点评　山药具有补脾养胃、生津益肺、补肾涩精等功效；大枣具有补血养颜、养心润肺的作用。与蘑菇、粳米共煮粥，常食可生津益肺、宁心安神。

冬季养生粥：
养肾固精

养生特点 冬季气候寒冷，寒气凝滞收引，易导致人体气机、血运不畅，而使许多旧病复发或加重。特别是那些严重威胁生命的疾病，如中风、脑出血、心肌梗死等，不仅发病率明显增高，而且死亡率亦急剧上升。所以冬季养生要注意养肾固精。肾是人体生命的原动力，肾气旺，生命力强，机体才能适应严冬的变化。而保证肾气旺的关键就是防止严寒气候的侵袭。

饮食原则 冬季饮食应遵循"秋冬养阴"、"养肾固精"、"无扰乎阳"的原则，饮食以滋阴潜阳、增加热量为主。可多吃富含脂肪、蛋白质和碳水化合物的食物，此类食物能增加热量的供给，包括蛋类、鱼类及豆制品等；也可补充维生素B_2和维生素C等，以此来预防冬季干燥。维生素B_2多存在于动物的肝脏、蛋类、乳品中，维生素C主要存在于新鲜蔬菜和水果中。

明星食材 牛肉、鸡肉、羊肉、虾肉、海参、土豆、韭菜、山药、蒜、辣椒、葱、黄豆、蚕豆、桂圆、菠菜、黄精、枸杞子、核桃、鹿茸、菟丝子、鲫鱼等。

● 菠菜牛肉粥

【主料】菠菜50克，牛肉馅60克，粳米100克。

【调料】精盐、香葱花、白胡椒粉、干淀粉各适量。

【做法】①菠菜择洗干净，放入沸水中略微汆烫，捞起沥干水分，切碎；粳米淘洗干净；牛肉馅加入少许干淀粉和精盐腌5分钟。②锅中加入1500毫升清水，大火烧开后倒入粳米，沸腾后改用小火熬制60分钟。③倒入菠菜碎、牛肉馅再煮滚后，加入精盐、香葱花和白胡椒粉调味即可。

营养专家点评　牛肉性温，同时也被称为秋冬季滋补的绝佳肉类。牛肉与富含丰富的维生素A、维生素C及矿物质的菠菜煮成的粥，营养价值高，口味独特，可以补脾胃，并且能够强健筋骨。

● 黄精瘦肉粥

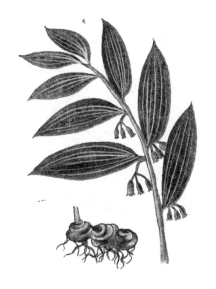

【主料】黄精50克，猪瘦肉50克、粳米100克。

【调料】葱花、姜末、精盐各适量。

【做法】①将猪瘦肉洗后切成末，粳米洗净。②黄精放入砂锅内煎煮，取汁去渣，放入粳米煮粥，待粥将熟时放入猪瘦肉末，粥成猪瘦肉熟后放入葱花、姜末、精盐即可。

营养专家点评　此粥具有温经散寒、补肾固精之功效，是冬季较理想的补养品之一，适合体质虚弱、久病体虚、畏寒怕冷等人食用。

◉ 核桃羊肉粥

【主料】核桃仁10克，羊肉50克，粳米100克，羊肾1对。

【调料】葱花、姜末、精盐各适量。

【做法】①将羊肉洗净，切细丝；羊肾剖开，去筋膜，切细丝；粳米洗净。②取粳米煮沸，放入羊肉丝、羊肾丝，煮至粥熟肉烂后，加入葱花、姜末、精盐调味即可。

营养专家点评　此粥具有温补肾阳的作用，适合阳虚怕冷者食用。

◉ 鲫鱼猪血粥

【主料】鲜鲫鱼1条（150克左右），猪血100克，大枣10枚，枸杞子5克，小米50克。

【调料】红糖、生姜、大葱、植物油、精盐各适量。

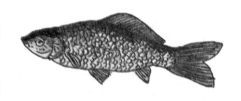

【做法】①将鲫鱼去鳞、肠杂，洗净，将生姜、大葱切碎，连同精盐一起塞入鱼腹中。②锅中倒入适量植物油，烧至七成热后放入鲫鱼，中火煎至鱼表皮略黄，加入开水适量，煮10～15分钟，捞出鲫鱼。③将大枣、小米和枸杞子洗净，加入鱼汤中共煮，待粥熟后加入红糖及切碎的猪血，再煮5分钟即可。

【提示】鲫鱼可自行调味作为菜品。

营养专家点评　此粥具有温阳、益气、养血的作用。适合冬季怕冷，中医辨证为气血不足者食用。

第6章
认清体质，喝粥应根据体质走

生活中，每个人的体质都不同，健康养生因人而异，用来喝粥的谷物具有丰富的营养，但是怎么吃、吃什么，不同的体质，对饮食的要求也是不一样的。如果每个人都能了解自己的体质类型，然后根据体质选择适合的粥或进行其他饮食养生，则为健康养生加分。

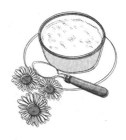

阳虚体质：
手足不温，喜热饮食

症状表现 阳虚体质的人以平素畏冷、手足不温、喜热饮食、精神不振、睡眠偏多、少气懒言、脉象沉迟而弱为主要表现；同时伴有面色苍白、嗜睡乏力、口唇色淡、毛发易落、易出汗、小便清长、大便溏薄等表现。

饮食原则 阳虚体质的人平时要食用具有壮阳作用的食物，以补充身体的阳气，比如，平时可多食牛肉、羊肉、狗肉、黄鳝、韭菜、生姜、辣椒、香菜、葱、蒜、芥末、花椒、胡椒等甘温益气之品；不宜食用黄瓜、柿子、冬瓜、藕、莴苣、梨、西瓜、荸荠等生冷寒凉食物；少饮绿茶。

明星食材 狗肉、牛肉、羊肉、猪肚、鸡肉、虾、黄鳝、带鱼、茴香、荔枝、胡椒、肉桂、干姜等。

◉ 狗肉苁蓉粥

【主料】狗肉100克，肉苁蓉10～15克，粳米100克。

【调料】生姜、麻油各适量。

【做法】①将肉苁蓉用适量水煎煮，取汁去渣；将狗肉洗净切成块；生姜切片。②起油锅，加入生姜片炒香，投入狗肉块用大火爆炒至半熟，盛入煲内，再将苁蓉汁倒入煲内，加入粳米、清水同煮成粥。粥成时加麻油即可。

营养专家点评　狗肉具有温补脾肾、去寒助阳之功效；肉苁蓉味甘、咸，性温，有补肾助阳之功。两物与粳米同煮粥，可增强温补益气之力。

● 羊肉胡萝卜粥

【主料】羊肉75克，胡萝卜50克，粳米100克。

【调料】香菜、葱和姜、精盐各适量。

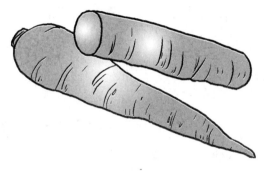

【做法】①粳米淘洗干净；羊肉、胡萝卜分别切片；羊肉入开水锅内焯熟；香菜、葱、姜切末。②锅内加水，放入粳米煮成粥。③加入羊肉片、胡萝卜片煮熟，以精盐调味，撒入香菜末、葱末、姜末即可。

营养专家点评　羊肉味甘而不腻，性温而不燥，具有补肾壮阳、暖中祛寒、温补气血、开胃健脾等功效，与胡萝卜、粳米同煮成粥，具有温补脾肾之功效，适合脾肾阳虚证人群食用。

● 牛肉虾球粥

【主料】虾仁、牛里脊肉各75克，粳米100克，高汤1000毫升。

【调料】香葱、米酒、酱油、淀粉、精盐、胡椒粉各适量。

【做法】①牛里脊肉切薄片，放入碗中加入米酒、酱油、淀粉腌10分钟；虾仁洗净，拭干，在虾背上划一刀剔去泥肠，放入碗中加精盐、淀粉腌10分钟；香葱洗净，切末。②粳米洗净，浸泡30分钟，捞出，放入锅中加入高汤，大火煮沸改小火熬成粥，放入牛肉及虾仁煮熟，加入精盐、胡椒粉调味，出锅前撒上香葱末即可。

营养专家点评 此粥能健脾益肾，补虚固阳。身体虚弱者可将其作为食疗补品，健康人食之可健身强体。

● 羊肉鹌蛋粥

【主料】羊肉70克，鹌鹑蛋20克，粳米100克。

【调料】姜、精盐、葱花、麻油各适量。

【做法】①将羊肉切片，入开水锅内焯熟；鹌鹑蛋磕入碗内加适量精盐，打散；姜切末。②将粳米洗净，加水适量，上火烧沸。

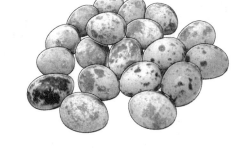

③待米汤渐浓时，加入羊肉、姜末转中火继续熬煮。④待粥稠后倒入鹌鹑蛋液中，搅匀。⑤煮至蛋熟，加精盐调味，淋麻油，撒上葱花即可。

营养专家点评 羊肉有补肾填髓、益阴壮阳的功效；鹌鹑蛋有补益气血、强身健脑等功效。此粥对脾肾阳虚有补益之功。

● 羊肉苁蓉粥

【主料】羊肉50克，肉苁蓉20克，粳米100克。

【调料】生姜、米酒各适量。

【做法】①肉苁蓉煎取汁液；生姜切丝。②羊肉切丝，以沸水烫去血水。③粳米煮成粥后加入肉苁蓉汁、羊肉丝、生姜及米酒，再煮沸即可。

营养专家点评 此粥温补肾阳，强健脾胃。对于手足冰冷畏寒的人较适宜，但一般体质者宜于冬日食用。

阴虚体质：
形体消瘦，手足心热

症状表现 形体消瘦，面色潮红，口燥咽干，心中时烦，手足心热，少眠，便干，尿黄，多喜冷饮，脉细数，舌红少苔。若患病则上述诸症更加明显，或伴有干咳少痰，潮热盗汗（肺阴虚）；或心悸健忘，失眠多梦（心阴虚）；或腰酸背痛，眩晕耳鸣，男子遗精，女子月经量少（肾阴虚）；或胁痛、视物昏花（肝阴虚）。

饮食原则 阴虚者身体缺乏滋润，因有内热而燥。日常饮食中应食用平性、凉性食材来降热润体；由于体内阴液缺乏，阴虚体质的人会随时处于干渴状态，容易觉得口渴，故平时应多饮水；对油炸食品、烧烤等应少食或不食。

明星食材 莲藕、阿胶、山药、石斛、沙参、乌鸡、猪骨、葡萄、黑木耳、甲鱼、燕窝、百合、鸭肉、鸡蛋、黑鱼、海蜇、金针菇、枸杞子等。

石斛粥

【主料】石斛15克（鲜者加倍），粳米100克。

【调料】白糖适量。

【做法】①将石斛洗净，放入锅中，加清水适量，水煎取汁。②加粳米煮粥，待熟时调入白糖，再煮沸即成。

营养专家点评 此粥有益胃生津、养阴清热之功效。适合热病后期、胃阴不足、虚火上炎所致的口干烦渴、胃脘隐痛、干呕、大便干结、小便短黄、舌红少苔或无苔等人食用。

◎ 阿胶海参粥

【主料】阿胶10克，海参（干品）50克，粟米100克。

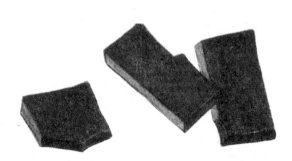

【调料】红糖、葱花、姜末、精盐、黄酒各适量。

【做法】①将阿胶洗净后加水煮沸，待完全烊化后，保温待用。②将海参泡发，洗净后切成黄豆大小的丁备用。③淘净粟米，放入另一砂锅内，加适量水，大火煮开，改用小火煮至粟米酥烂，调入阿胶拌均匀，加入海参丁以及红糖，继续煮5~10分钟，加入葱花、姜末、精盐，可烹入少量黄酒，再继续煮至沸即可。

营养专家点评 此粥能养阴益肾，填精补血。适用于气血两亏者以及肝肾阴虚者食用。

◎ 沙参山药粥

【主料】沙参、山药、莲子各20克，粳米50克。

【调料】白糖适量。

【做法】①山药切小块，与沙参、莲子浸泡后，放入粳米和水，大火煮开。②改小火熬粥至粥稠，加白糖即可。

营养专家点评 此粥有益气养阴、健脾养胃、清心安神之功效。

● 乌鸡糯米粥

【主料】乌鸡1只，糯米150克。

【调料】葱、姜、精盐、料酒各适量。

【做法】①糯米淘洗干净，用冷水浸泡2~3个小时，捞出，沥干水分。②将乌鸡冲洗干净，放入开水锅内汆一下捞出。③将葱切段、姜切片。④取锅放入冷水、乌鸡，加入葱段、姜片、料酒，先用大火煮沸，再改用小火煨煮至汤浓鸡烂。⑤捞出乌鸡，拣去葱段、姜片，加入糯米，用大火煮开后改小火，续煮至粥成。⑥把鸡肉拆下撕碎，再放入粥内，用精盐调味即可。

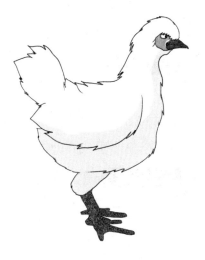

营养专家点评　乌鸡具有滋阴清热的功效，与糯米共煮粥有补血养身功效，适合阴虚体质者食用。

● 猪骨粥

【主料】猪骨300克，粳米100克。

【调料】姜丝、葱末、精盐各适量。

【做法】①将猪骨洗净，敲碎；粳米淘洗干净。②锅内加水适量，放入猪骨、粳米、姜丝、葱末、精盐共煮粥即成。

营养专家点评　猪骨有补骨髓、养阴、益虚劳等功效，与粳米一起熬粥，不仅味道鲜美，而且营养价值高，易被人体消化吸收。

气虚体质：
神疲乏力，气怯气短

症状表现 神疲乏力，声低懒言，面色苍白，气怯气短，心悸食少，舌淡苔白，脉虚无力。也可见神昏，汗出，肢冷。气虚严重者可表现为气陷，出现腹部坠胀感或腰酸腰痛，同时伴有脱肛、子宫下垂或其他内脏下垂等症。

饮食原则 气虚体质的人宜补中益气。补中即补脾胃，脾胃起到运化食物的作用，脾胃功能强健，食物的营养就能够充分被人体吸收，则元气自然充实。可选用具有补气作用的食物，如黄豆、白扁豆、鸡肉、香菇等。

明星食材 小米、粳米、糯米、莜麦、扁豆、大枣、菜花、胡萝卜、香菇、豆腐、土豆、红薯、牛肉、兔肉、猪肚、乌鸡、鸡蛋、鲢鱼、黄鱼、比目鱼、人参、黄芪等。

● 金沙糯米粥

【主料】玉米楂80克，糯米40克。

【调料】红糖适量。

【做法】①玉米楂和糯米用清水浸泡2小时，加水适量，用大火煮沸。②小火煮至软熟后，加入红糖再煮5分钟即可。

营养专家点评 由于玉米、糯米和红糖中均含有抗氧化剂等对人体有益的成分，因此此粥具有补气养血、强身健体的功效，适合气虚体质者食用。

● 人参大枣粥

【主料】人参6克，大枣5枚，粳米60克。

【调料】可不加调料。

【做法】①将人参切片，大枣洗净去核；粳米淘洗干净备用。②将粳米、人参、大枣加水适量煮成粥状即可。

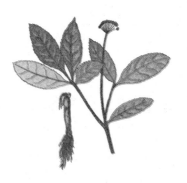

营养专家点评　人参能大补元气、固脱生津、安神益智，还能提高人体免疫功能，与补中益气、养胃健脾、对四肢无力、各种虚证有补益作用的大枣、粳米同煮粥，可健体强身、提高人体抗病能力之功效。此粥有补中益气的作用，适合脾胃虚寒者食用。

● 人参茯苓粥

【主料】人参10克，茯苓粉30克，粳米100克，鸡蛋清1个。

【调料】生姜、精盐各适量。

【做法】①将人参切成薄片，粳米淘洗干净，生姜切丝。②砂锅放入清水，加入人参片、茯苓粉，浸泡约1小时，再加入生姜丝，上大火煮沸后，改用小火煨煮约1小时，滤去药渣，加入粳米熬煮成粥。③打入鸡蛋清搅匀，用精盐调味即成。

营养专家点评　此粥具有大补元气、和胃健脾的功效。适合面色苍白、周身乏力的气虚体质者食用。

● 黄芪粥

【主料】黄芪30克，粳米100克。

【调料】可不加调料。

【做法】①黄芪切片，水煎30分钟，滤过取汁，再加同量水煎1次，取汁去渣。②粳米洗净，加黄芪汁及适量水煮粥。

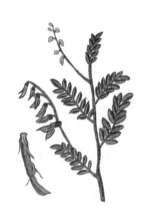

【提示】黄芪粥是补虚的，实证不宜。体虚、中气不足、中老年人、大病初愈、手术后的患者可以多吃。阴虚阳亢者、有表邪者则不宜。

营养专家点评 黄芪补气作用很强，配上粳米，能起到补中益气、健脾养胃的功效。适合脾肺气虚、神倦乏力、食少便溏、气短懒言、自汗等人食用。

● 鸡汁粥

【主料】乌鸡1只，粳米100克。

【调料】葱花、姜末、精盐、胡椒各适量。

【做法】①将乌鸡去毛杂，洗净，切块，放入沸水锅中，煮至鸡肉熟。②取鸡汤与粳米煮粥，待熟时调入葱花、姜末、精盐、胡椒等，再煮沸即成。

营养专家点评 此粥补中益气，补精生髓。适合脾胃气虚所致的饮食减少、食欲不振、虚损瘦弱、腰膝酸软、头目昏花等人食用。

血虚体质：
面色发黄，胸闷心慌

症状表现 血虚体质者在日常生活中多表现为体弱、面色发黄、头晕目眩、胸闷、心慌、失眠等，妇女则可表现为月经后延、量少而色淡，甚至闭经等。

饮食原则 血虚的人饮食调补原则是益气养血、养肝安神。平素要多食营养丰富、性平偏温具有健脾养胃作用的食物，因为"脾为后天之本，气血生化之源"；另外还要注意多吃高铁、高蛋白、维生素C含量高的食物，忌食辛辣燥热的食物。

明星食材 黑米、紫米、花生、甲鱼、猪肉、羊肉、牛肉、猪肝、羊肝、猪血、乌鸡、母鸡、鸭血、鲳鱼、黄鱼、章鱼、鳗鱼、黄鳝、乌贼、海参、带鱼、黑木耳、黄花菜、菠菜、苋菜、油菜、柿子椒、胡萝卜、番茄、藕、大枣、松子、桑葚、莲子、百合、黄芪、当归、桂圆肉、葡萄等。

○ 百合莲子粥

【主料】新鲜百合20克，莲子50克，大枣8枚，粳米100克。

【调料】冰糖适量。

【做法】①粳米淘洗干净，加适量水及大枣、莲子，以大火煮沸后转小火煮至米粒熟软。②新鲜百合剥瓣，剔去老边，挑去杂质，洗净，加入粥锅中，转中火再煮沸一次，加冰糖续煮3分钟即成。

营养专家点评 大枣具有补气、养血、安神的功效，日常膳食中加入大枣，可补养身体，滋润气血，提升身体的元气。大枣与具有清心、润肺功效的莲子、百合搭配煮粥，不仅能补养气血，还能滋润肌肤，益气养阴。适合血虚体质者食用。

● 黄芪当归粥

【主料】黄芪30克，当归6克，粳米50克。

【调料】可不加调料。

【做法】①将黄芪、当归加水煎煮2次，每次沸后用小火煎30分钟，合并药汁1000毫升。②将药汁与粳米共同煮粥食用。

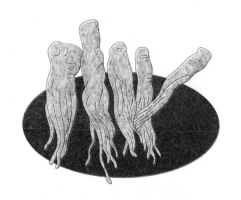

营养专家点评 此粥具有补气养血、活血调经的功效。适合气血两亏、头晕心悸、失眠多梦、月经量少者食用。

● 鸡汤粳米粥

【主料】老母鸡1只，粳米100克。

【调料】葱、姜、精盐各适量。

【做法】①老母鸡去毛及内脏，切块，煮烂取鸡汤；粳米淘洗干净，葱姜切末。②取鸡汤与粳米一同放入锅中，再加入葱末、姜末、精盐煮成粥。

营养专家点评 鸡肉有温中益气、补虚填精、健脾胃的功效，对营养不良、畏寒怕冷、乏力疲劳、月经不调、贫血、虚弱等症有很好的食疗作用。这道香浓鸡汤粳米粥具有大补气血、温中填精的功效，适合虚劳羸瘦、气血双亏、乏力萎黄、食少泄泻、小便频数、病后体虚等血虚体质人食用。

花生山药粥

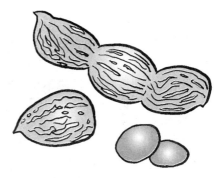

【主料】花生（不去红衣）50克，山药30克，粳米80克。

【调料】冰糖适量。

【做法】①粳米淘洗干净，备用。②分别将花生及山药捣碎，再与粳米混合均匀。③将混合好的花生、山药、粳米加适量水一同放入锅中同煮为粥，粥熟时，加入冰糖调味即可。

营养专家点评 中医学认为，"脾统血"，气虚的人易出血，花生红衣正是通过补脾胃之气来达到养血固摄作用的。这道花生山药粥具有益气养血、健脾润肺的功效，适合血虚的女性食用。

羊肝粥

【主料】羊肝、粳米各100克。

【调料】葱花、姜末、花椒、精盐各适量。

【做法】①将羊肝洗净，切碎，与粳米同放锅中，加清水适量，煮为稀粥。②待熟时调入葱花、姜末、花椒、精盐，再煮沸即成。

营养专家点评 羊肝性凉，味甘，归肝经，有养血明目之功效，与粳米共煮粥可补肝明目、养血益精，血虚体质适合肝血不足所致的头目眩晕、视力下降、眼目干涩等血虚体质人食用。

痰湿体质：
身重困乏，胸闷痰多

症状表现 主要表现为多汗且黏、胸闷、痰多，同时伴有面色暗黄、眼泡水肿、困倦、身重困乏、口黏腻或甜、喜食肥甘甜腻、大便正常、小便不多、舌头胖大白腻、脉滑。

饮食原则 痰湿体质的人多形体肥胖，身重易倦。日常饮食应以清淡为主，每餐宜吃七八分饱，酒要少喝，多吃蔬菜、水果，尤其是那些具有健脾利湿、宣肺祛痰的食物，如萝卜、紫菜、薏苡仁、冬瓜等，少吃甜、黏、油腻的食物。

明星食材 扁豆、薏苡仁、石菖蒲、蚕豆、白萝卜、荸荠、紫菜、海蜇、海带、冬瓜、芥菜、辣椒、大蒜、葱、生姜、牛肉、羊肉、狗肉、鸡肉、带鱼、泥鳅、黄鳝、枇杷、白果、大枣、荔枝、樱桃等。

● 白扁豆粥

【主料】白扁豆30克，粳米50克。

【调料】可不加调料。

【做法】①把白扁豆洗净，浸泡1夜；粳米洗净，放入清水中浸泡1小时。②将泡好的白扁豆和粳米一起放入锅内，加入适量清水，煮开后转小火慢炖至白扁豆烂熟即可。

营养专家点评 白扁豆味甘，性微温，有健脾、化湿、和中的功效，和粳米同煮粥，适合痰湿体质者食用，尤其是在湿热的夏季，常喝这款粥不但能够消暑化湿，还能够让人轻松瘦身。

● 石菖蒲薏苡仁粥

【主料】石菖蒲15克，薏苡仁30克，佛手10克，茯苓30克，粳米50克。

【调料】冰糖适量。

【做法】①把薏苡仁、粳米洗净。②将浸泡好的石菖蒲、茯苓用纱布包起来，与薏苡仁、粳米加清水同煮粥，待熟后加入冰糖，拌匀即可食用。

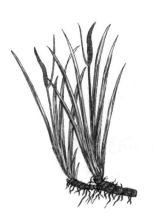

营养专家点评　此粥有清热化痰、祛湿解暑之功效。适合痰湿体质者经常食用。

● 菊花薏苡仁粥

【主料】菊花25克，薏苡仁100克，陈皮适量。

【调料】蜂蜜适量。

【做法】①陈皮洗净，切成细丝；薏苡仁洗净稍浸泡；菊花洗净、撕瓣。②将薏苡仁和陈皮丝一起放入锅内，加入适量清水煮沸，加入菊花，改用小火煮成粥即可。

营养专家点评　菊花能清肝明目；薏苡仁利水除湿。菊花薏苡仁粥有助于清热祛湿，适合痰湿体质者常食。对于熬夜引起的目赤肿痛、眩晕头痛也适宜。

● 四仁扁豆粥

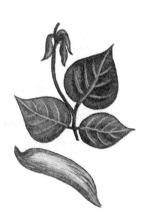

【主料】薏苡仁、赤小豆各20克，冬瓜仁、白扁豆各15克，苦杏仁5克，白蔻仁1克，粳米150克。

【调料】可不加调料。

【做法】①将薏苡仁、赤小豆、冬瓜仁、白扁豆、苦杏仁、白蔻仁和粳米淘洗干净，凉水浸泡1个小时后入砂锅中。②大火煮沸后，改用小火，熬至粥稠豆烂即可。

营养专家点评 此粥有宣畅气机、清热利湿、消暑止泻、健脾渗湿、利水消肿、定喘化痰、清热排脓、润肠通便的功效。适合暑湿、水肿、胃脘痞满、脾虚泄泻等痰湿体质的人食用。

● 冬瓜紫菜粥

【主料】冬瓜100克，紫菜50克，粳米100克。

【调料】葱花、精盐、麻油各适量。

【做法】①粳米淘净控水放置30分钟；冬瓜切粒；紫菜撕成小块备用。②水烧开后，粳米中放少许麻油，搅拌均匀倒入锅中，大火烧开后转小火熬煮。③待粥将熟时，下入冬瓜粒和紫菜，煮熟后调入精盐、葱花、麻油即可。

营养专家点评 冬瓜具有利水功效，因此对痰湿性水肿有很好的食疗效果；紫菜含有丰富的矿物质。这道冬瓜紫菜粥具有清热、利水的作用，痰湿性水肿及肥胖者可食用。

湿热体质：
口苦口干，舌苔黄腻

【症状表现】 主要表现为面垢油光，口苦口干，容易困倦，易生粉刺、痤疮，舌质偏红，苔黄腻，同时伴有体态偏胖或偏瘦、心烦倦怠、眼睛红赤、脉多见滑数等症状，男易阴囊潮湿，女易带下量多。

【饮食原则】 湿热体质的人调养原则为燥湿清热。在饮食上尽量做到不嗜烟酒，不吃辛辣油炸的食物，尽量少吃一些大热大补的食物，比如，辣椒、生姜、大葱、羊肉等。宜食用清利化湿的食物，如薏苡仁、莲子、茯苓、绿豆、鸭肉等。多吃富含膳食纤维的果蔬能有助于保持大小便通畅，防止湿热郁积。

【明星食材】 薏苡仁、大麦、莲子、茯苓、赤小豆、蚕豆、绿豆、鸭肉、鲫鱼、冬瓜、丝瓜、葫芦、苦瓜、黄瓜、白菜、芹菜、卷心菜、莲藕、空心菜、茭白、西瓜、菊花、马齿苋、茵陈等。

◯ 马齿苋粥

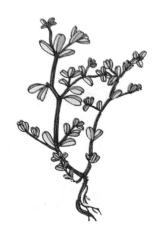

【主料】马齿苋100克，粳米50克。

【调料】精盐、葱花、植物油各适量。

【做法】①将马齿苋洗净，入沸水锅内焯一下，漂去黏液，切碎。②锅内放植物油烧热，放入葱花煸香，放入马齿苋、精盐炒至入味，出锅待用。③将粳米淘洗干净，放入锅内，加入适量水煮熟，放入马齿苋煮至成粥。

营养专家点评　马齿苋具有清热解毒、利水祛湿的功效；粳米具有养脾胃的功效。两者煮粥，具有健脾祛湿、清热解毒的功效。

◉ 赤小豆芡实粥

【主料】赤小豆30克，芡实、白扁豆、薏苡仁、木棉花各20克，灯芯花、川草薢各10克，赤茯苓15克，粳米100克。

【调料】可不加调料。

【做法】①将川草薢、赤茯苓、木棉花、灯芯花洗净，水煎至2碗，去渣取汁。②加入赤小豆、白扁豆、薏苡仁、芡实与粳米同煮成粥。

营养专家点评　此粥有清热祛湿、健脾胃之效用。适合因湿热而引起的小便不利、胃滞不适、腹胀脘闷等人食用。

◉ 茵陈桃花粥

【主料】茵陈30克，桃花10克，粳米100克。

【调料】精盐、麻油各适量。

【做法】①茵陈、桃花水煎2次，每次用水600毫升，煎30分钟，两次混合，去渣留汁于锅内。②将粳米放入，用小火慢熬成粥，放精盐、淋麻油即可。

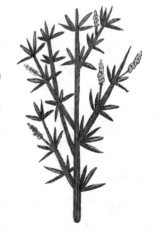

营养专家点评　茵陈味苦、辛，性凉，归肝、脾、膀胱经，能清热利湿，多用于防治湿热黄疸、小便不利等症；桃花味苦，性平，归心、肝、大肠经，能利水，活血化瘀，多用于脚气、痰饮、利水通便、便秘等症。两者合用煮粥，其清热利湿的效果更好，适合湿热体质者常食。

气郁体质：
胸胁胀痛，忧郁烦闷

症状表现　主要表现为忧郁脆弱、对精神刺激适应力较弱、时常烦闷不乐，同时伴有胸胁胀闷疼痛、疼痛走窜不定、善太息、喉间有异物感、睡眠差、容易受到惊吓、健忘、痰多、便秘、小便正常、舌淡红、苔薄白、脉象弦细等表现。

饮食原则　气郁体质者平时应加强饮食调补，可少量饮酒，以活动血脉，提高情绪；多食一些能行气的食物，以蔬菜和营养丰富的鱼、瘦肉、乳类、豆制品为宜，如佛手、柑皮、荞麦、韭菜、大蒜、火腿、高粱皮、刀豆等；痰郁者平时常吃萝卜，顺气化痰；忌食辛辣、咖啡、浓茶等刺激品，少食肥甘味厚的食物。

明星食材　大麦、荞麦、大枣、蘑菇、豆豉、苦瓜、萝卜、洋葱、菊花、玫瑰花、合欢花、陈皮等。

● 玫瑰粥

【主料】玫瑰花3~5克，粳米50克。

【调料】冰糖少许。

【做法】①将玫瑰花去蒂，研为粉末备用；粳米浸泡，淘洗干净。②锅置火上，加水适量，煮至米开但汤未稠时，调入玫瑰花末，然后改文火煎煮片刻，粥稠火停，盖紧焖5分钟，待稍温加冰糖调味即可食用。

营养专家点评　玫瑰花有理气解郁、和血散瘀的功效。本粥品有舒肝解郁，行气活血调经之效，适用于肝气郁结证及气滞血瘀证。

● 陈皮粳米粥

【主料】陈皮50克，粳米100克。

【调料】可不加调料。

【做法】①陈皮研细末备用。②粳米淘洗干净，放入锅内，加清水，煮至粥将成时，加入陈皮末，再煮10分钟即成。

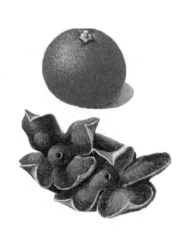

（营养专家点评）此粥顺气健胃，化痰止咳。适合脾胃气滞、脘腹胀满、消化不良、食欲不振、恶心呕吐、咳嗽多痰、胸膈满闷等气郁体质人食用。

● 菊花鸡肝粥

【主料】菊花10克，鸡肝100克，银耳15克，玫瑰花24朵，粳米50克。

【调料】料酒、姜汁、精盐各适量。

【做法】①银耳洗净撕成小片，清水浸泡；菊花、玫瑰花温水洗净；鸡肝洗净切薄片备用；粳米淘洗干净。②锅中放水，放入粳米用大火煮，煮至水半开时入料酒、姜汁、精盐，随即下银耳及鸡肝，烧沸撇去浮沫。待粥熟时加入菊花、玫瑰花稍沸即可。

（营养专家点评）此粥有疏肝清热、健脾宁心之功效，适用气郁体质者食用。

特禀体质：
咽痒鼻塞，容易过敏

症状表现 主要表现为哮喘、风团、咽痒、鼻塞、喷嚏、花粉症及药物过敏等；患遗传性疾病者有垂直遗传、先天性、家族性特征；患胎传性疾病者具有母体影响胎儿个体生长发育及相关疾病特征。

饮食原则 特禀体质饮食以益气固表、养血消风为主。宜清淡、均衡，粗细搭配适当，荤素配伍合理。多食益气固表的食物，少食荞麦（含致敏物质荞麦荧光素）、辣椒等辛辣之品及含致敏物质的食物。

明星食材 黄芪、当归、茯苓、山药、赤小豆、蜂蜜、鸭梨、石榴、乌梅、鲜藕、绿豆芽、丝瓜、黄瓜、冬瓜、豇豆、芹菜、大枣、泥鳅、小白菜、番茄等。

● 大枣葱白粥

【主料】大枣（去核）10枚，连骨鸡肉、粳米各100克。

【调料】姜、香菜、葱、精盐各适量。

【做法】①将大枣、粳米、姜、香菜、葱分别洗净，姜切片；香菜、葱切末；连骨鸡肉切块。②锅内加水适量，放入鸡肉块、姜片大火煮开。③放入粳米、大枣熬45分钟左右，加入葱末、香菜末、精盐调味即可。

（营养专家点评） 此粥有发汗解热、扶正固表之功效。可用于过敏性鼻炎见鼻塞、喷嚏、流清涕等的辅助治疗。

● 乌梅固表粥

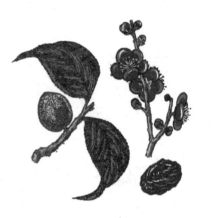

【主料】乌梅15克，黄芪20克，当归12克，粳米100克。

【调料】冰糖适量。

【做法】①乌梅、黄芪、当归放砂锅中加水煎开，再用小火慢煎成浓汁，取出药汁后，再加水煎开后取汁。②用汁煮粳米成粥，加冰糖趁热食用。

（营养专家点评） 此粥可益气固表，利水退肿。

● 泥鳅粳米粥

【主料】泥鳅250克，粳米100克。

【调料】葱末、姜末、料酒、精盐、胡椒粉、麻油各适量。

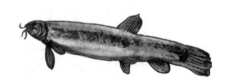

【做法】①将泥鳅用热水洗去外表黏液，去内脏，冲洗干净；粳米淘洗干净。②取锅放入适量清水、泥鳅，加入料酒、姜末、葱末、精盐，煮至熟烂，捞出泥鳅，拆下鱼肉，鱼汤待用。③取锅放入清水、粳米，煮沸后加入泥鳅汤，再用小火熬煮至粥成，然后加入鱼肉、麻油，用精盐调味，撒上胡椒粉即成。

（营养专家点评） 泥鳅被誉为"水中人参"，味甘，性平，归脾、肝、肾经，具有利水解毒、补益脾胃的作用。这款粥味道鲜美，适合过敏体质者食用。

● 黄芪粥

【主料】黄芪20克，粳米50克。

【调料】红糖适量。

【做法】①黄芪加水200毫升，煎至100毫升，去渣留汁。②粳米淘洗干净，再加水300毫升煮至米开花、汤稠，食用时加红糖。

营养专家点评 黄芪被称为"补气之最"，在补气的药物中首屈一指，味甘，性微温，归肺、脾经，具有补气固表、排毒生肌、止汗利水的功效。黄芪与粳米共煮粥可健脾益肺、益气固表。适合气虚体弱、倦怠乏力、食少便溏、脱肛阴挺、自汗盗汗、面目水肿、小便不利、气短心悸等特禀体质人食用。

平和体质：
肤色润泽，精力充沛

症状表现 体型匀称健壮，面色、肤色润泽，头发稠密有光泽，目光有神，嗅觉通利，唇色红润，不易疲劳，精力充沛，耐受寒热，睡眠良好，胃口好，二便正常。

饮食原则 平和体质平日饮食宜规律，注意节制，不要过饥过饱，合理搭配粗细粮食，少食过于油腻或辛辣之物，不吸烟、酗酒。

明星食材 黑米、玉米、赤小豆、花生、芝麻、豌豆苗、番茄、丝瓜、胡萝卜、木耳、香菇、乌鸡、鸭肉、鲫鱼、鳗鱼、菠萝、樱桃、红薯等。

● 玉米燕麦粥

【主料】玉米面（黄）100克，燕麦片50克。

【调料】可不加调料。

【做法】①将燕麦片淘洗干净，放入冷水中浸泡2小时，捞起沥干水分，放入锅内，加入适量清水，煮至米粒开花。②玉米粉用冷水调匀，将稀玉米糊缓缓倒入燕麦粥内，用勺不断搅匀。③待玉米糊烧沸后，改用小火熬煮15分钟即可。

营养专家点评 此粥具有益肝和胃、消食化积的功效。适合肝胃不和所致的食欲不振、纳差食少、大便不畅等人食用。

● 杂粮营养粥

【主料】黑米、糯米、玉米楂、赤小豆、花生、莲子、大枣、银耳各适量。

【调料】冰糖适量。

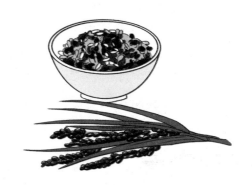

【做法】①将银耳在清水里浸泡至软，洗净，撕碎备用。②黑米、糯米、玉米楂、赤小豆、花生、莲子、大枣拣去杂质，洗净备用。③将所有准备好的原料一同放进高压锅内，加1000毫升的水煮粥，粥熟时加入适量冰糖即可。

营养专家点评　食用此粥，对慢性肠炎、消化不良等症有很好的效果，同时，还可作为患病者的补益食品。

● 红薯薏苡仁粥

【主料】红薯100克，薏苡仁30克，粳米50克。

【调料】冰糖适量。

【做法】①薏苡仁用冷水提前泡发；红薯洗净，切小块备用。②粳米洗净，倒入砂锅，加入适量冷水，大火煮开。③倒入薏苡仁同煮20分钟。④倒入红薯块再煮10分钟，加入冰糖即可。

营养专家点评　红薯与米、面配合食用，可发挥蛋白质的互补作用，提高营养价值。红薯薏苡仁粥具有健脾益胃、祛湿清热的作用。

● 五豆营养粥

【主料】黄豆、绿豆、赤小豆、黑豆、白芸豆各15克，紫米20克，粳米20克。

【调料】冰糖或白糖适量。

【做法】①把各种豆洗净，用清水浸泡4小时。②将泡好的豆子、紫米和粳米放在高压锅里，加入适量的水，大火煮开后改中火煮15分钟。③粥煮好后可在锅里焖15分钟，食用时酌量加冰糖或白糖即可。

营养专家点评　五豆共煮成粥，能聚植物蛋白之精华，能健脾和胃，补肾益肺，宽肠利气，健身强体。

第 **7** 章
粥养全家，男女老幼的保健粥

民以食为天，全家人的吃是一个难题，在生活水平提高之后，"巧妇难为无米之炊"并非是指料理一家人的饮食，则更多的是如何吃出健康来。粥养全家，通过粥来调养自己和家人的身体，非常方便实用。各类豆子、蔬菜或者各种药材煲出一锅香喷喷的粥，全家一起小口喝着，热热乎乎，舒舒服服，既美味又养生，还有家的温暖，岂不是一件美事。

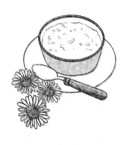

敬老粥：
养生保健

生理特点 主要表现为须发变白，脱落稀疏；皮肤变薄，皮下脂肪减少，出现皱纹；牙齿松动脱落；骨骼肌萎缩，关节活动不灵；身高、体重随年龄增长而降低；视力和听力的下降；动作和学习速度减慢；操作能力和反应速度均降低；记忆力和认知功能减弱；免疫防御能力降低，容易患各种感染性疾病；容易出现各种慢性退行性疾病。

饮食原则 老年人在饮食保养方面应做到定时、定量，食不过饱，切忌暴饮暴食。饮食的烹调贵在调和，不宜过食刺激性的饮食，并要注意合理的饮食结构，不以自己的饮食嗜好来作为饮食的标准。

明星食材 黄豆、玉米、薏苡仁、大枣、杏仁、花生、黑芝麻、菠菜、木耳、海带、土豆、芹菜、人参、枸杞子、粳米等。

● 人参枸杞粥

【主料】人参15克，枸杞子20克，粳米150克。

【调料】可不加调料。

【做法】①将人参洗净，放入清水中泡透，捞出切片；枸杞子去果柄、杂质；粳米淘洗干净备用。②将粳米、枸杞子、人参一同放入锅中，加入适量清水，先用大火烧沸，再改用小火煮约35分钟即可。

（营养专家点评）　此粥具有补益气血、健脾益肺、滋阴壮阳、宁神增智、生津止渴等功效。适合诸虚劳损、食少乏力、自汗眩晕、失眠健忘、肾虚腰痛等人食用，亦宜于病后体弱及贫血、营养不良、神经衰弱者食用。

● 牛奶大枣粥

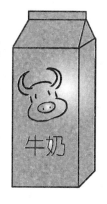
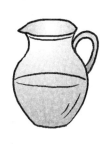

【主料】牛奶500毫升，大枣20枚，粳米80克。

【调料】淀粉、蜂蜜各适量。

【做法】①粳米洗净；大枣去核；淀粉加水调糊。②牛奶煮沸，加粳米、大枣、淀粉糊一起煮粥。③粥煮好后加适量蜂蜜调味即可。

（营养专家点评）　牛奶属高蛋白、低脂肪的营养食品，其营养成分多而齐全，有补虚损、益五脏之功；大枣健脾益气之功甚强，有"脾之果"之称。二者与粳米共煮粥可健脾养胃、补虚益气，适合老年人食用。

● 香菇肉丸粥

【主料】香菇、猪肉丸各50克，粳米80克。

【调料】葱白、生姜、精盐、麻油各适量。

【做法】①香菇洗净，对切；粳米淘净，浸泡30分钟；葱白、生姜切丝。②锅中放入粳米，加水，大火烧开，改中火，下入猪肉丸、香菇、生姜丝、葱白丝，煮至猪肉丸变熟。③小火慢煮成粥，下入精盐调味，淋上麻油即可。

（营养专家点评）　此粥具有清热解毒、补中益气的作用。适合老年人食用。

◎ 生滚花蟹粥

【主料】花蟹1只，粳米50克。

【调料】姜丝、葱花、精盐、鸡精、麻油各适量。

【做法】①花蟹洗净，剖壳剁块；粳米洗净备用。②砂锅置火中，放入粳米和清水，大火煮开后转用小火继续熬煲。③煲至米粒软烂时，放入花蟹块、姜丝继续煲，煲成米粥时，加入精盐、鸡精调味，淋上少许麻油，撒上葱花即可。

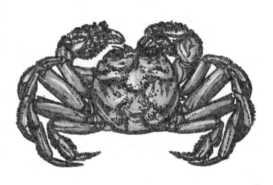

营养专家点评　中医学认为，螃蟹有清热解毒、补骨添髓、养筋活血、通经络、滋肝阴的功效；生姜为芳香性健胃药，有发汗、止呕、解毒等作用。螃蟹、生姜、粳米一块煮粥，能补骨添髓，养筋活血，延年益寿，适合中老年人常食。

◎ 菠菜粥

【主料】菠菜500克，粳米200克。

【调料】精盐、味精、胡椒粉、香油各适量。

【做法】①将菠菜洗净，在沸水中烫一下，切段；粳米淘净。②粳米置锅内，加水适量，煎熬至粳米熟时，将菠菜放入粥中，继续煎熬直至成粥，停火。③放入精盐、味精、胡椒粉、香油调味即成。

营养专家点评　此粥具有养血止血、敛阴润燥、通利肠胃的作用。适合老年慢性便秘、习惯性便秘等人食用。

亲子粥：
益智成长

生理特点 ▶ 婴幼儿最大的生理特点是处于迅速生长发育时期，新陈代谢旺盛，但各器官的发育不完善，功能不成熟；另外，婴幼儿免疫功能低下，防御机制差，因而易感染急性传染病，易引起食物过敏、中毒和感染。

饮食原则 ▶ 婴幼儿正处于发育阶段，应注意各种营养的均衡摄取，蛋白质、维生素、碳水化合物、脂肪酸等营养成分都应适量摄入。但由于婴幼儿的消化系统器官较稚嫩，因此，必须保证食物容易消化吸收。首选质地软、易消化的食物；蔬果营养丰富又易于吸收，要鼓励婴幼儿多吃一些。不过，应避免让孩子习惯摄取过甜、过咸、过辣及油炸的食物。另外，用补品制成的粥膳婴幼儿要慎用。

明星食材 ▶ 番茄、菠菜、西蓝花、胡萝卜、牛奶、鸡蛋、鸡肉、燕麦、薏苡仁、核桃、大枣、苹果、山楂、花生、油菜、金针菇等。

○ 蛋黄小米粥

【主料】小米50克，鸡蛋1个。

【调料】可不加调料。

【做法】①砂锅中加入两碗水，烧开。②小米洗净沥去水。③鸡蛋放锅上蒸熟，也可以放入水中煮熟。④锅中水开后，放入小米，中火烧开后，改小火煮，直至粥变黏稠。⑤鸡蛋剥去壳，取出蛋黄，放碗中用勺子碾碎，撒在小米粥上即可。

(营养专家点评) 小米补脾胃，能改善消化不良等症；蛋黄富含脂溶性维生素、单不饱和脂肪酸、磷、铁等微量元素，对人体生长都十分有益。蛋黄小米共煮粥容易消化，富含维生素，尤其是B族维生素，可以促进宝宝胃肠蠕动，增加食欲。

◯ 牛奶玉米粉粥

【主料】牛奶250毫升，玉米粉50克。

【调料】黄油、鲜奶油、精盐各适量。

【做法】①将牛奶倒入锅内，加入精盐，用小火煮开，撒入玉米粉，用小火再煮4分钟，并用勺不停搅拌，直至变稠。②将粥倒入碗内，加入黄油和鲜奶油，搅匀，凉凉即可。

(营养专家点评) 此粥含有丰富的优质蛋白、脂肪、碳水化合物、钙、磷、铁及维生素A、维生素B$_1$、维生素B$_2$、维生素D等，能补虚养血，益胃生津，适于1岁以上的婴幼儿食用。

◯ 油菜粳米粥

【主料】油菜适量，粳米100克。

【调料】可不加调料。

【做法】①油菜洗净放入开水锅内煮软，切碎备用。②粳米洗净，清水浸泡1～2小时，放入锅内煮30～40分

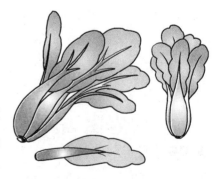

钟，停火前加入切碎的油菜，再煮10分钟即可。

（营养专家点评）　油菜营养丰富，富含多种维生素和矿物质，不仅能满足人体的营养需求，而且其中所含的维生素A对儿童视力有益。此粥黏稠适口，营养丰富，适合处于快速成长中的婴幼儿食用。

● 莴苣花生粥

【主料】莴苣100克，酥皮花生30克，鸡蛋1个，粳米80克。

【调料】葱花、精盐各适量。

【做法】①将粳米淘洗干净，用冷水浸泡30分钟，捞出，沥干水分备用；鸡蛋磕入碗中，用筷子打散备用。②用清水把莴苣冲洗干净，削去外皮，切成丁备用。③锅中加入约1000毫升清水，将粳米放入，先用大火烧沸，加入莴苣丁、鸡蛋、酥皮花生，再改用小火熬煮成粥。④粥将熟时放入精盐、葱花略煮片刻即成。

（营养专家点评）　莴苣能增进食欲，刺激消化液分泌，促进胃肠蠕动，与花生共煮粥适用于2岁以上幼儿食用。

● 金针菇糯米粥

【主料】金针菇50克，糯米80克。

【调料】葱花、精盐各适量。

【做法】①金针菇洗净；糯米淘洗干净。②金针菇放入开水锅中汆烫至熟。③另起锅，将糯米与适量水放入煮粥，将熟时放入葱花和精盐搅拌均匀，最后放入金针菇焖一会儿即可。

（营养专家点评）　金针菇含有人体必需的氨基酸、含锌量也较高，对促进儿童生长发育有一定效果。

女性粥：
经期保健

生理特点 健康的育龄女性，卵巢发生周期性变化，不断有卵泡发育、成熟、排出，同时伴有性激素分泌的变化。由性激素调控的子宫内膜，也随之发生增生、脱落和修复的周期性改变。当子宫内膜脱落出血，自阴道流出，便称为月经。一般为28~30天行经一次，失血50毫升左右，持续3~7天。有规律的月经是生育的必要条件，说明生殖系统功能正常，是女性身体健康的重要标志。许多女性在月经来潮前或经期，有乳房胀痛、腹胀、下腹胀痛、易疲劳、抑郁、失眠、经期头痛、经期眩晕、经行口疮等症状。如果在经前和经期能注意饮食调理，可减少和减轻经前及经期症状和不适感。

饮食原则 月经来潮前1周饮食宜清淡，易消化，富含营养，可多吃豆类、鱼类等高蛋白食物，并增加绿叶蔬菜、水果，多饮水，以保持大便通畅。月经期宜多吃开胃、易消化、营养丰富的食物，尤其是在月经后期，要多补充含蛋白及铁、钾、钠、钙、镁的食物，如肉、动物肝、蛋、奶等。经前及经期不要吃煎炸食品，远离咖啡因、酒精、高糖食物、高盐食物。

明星食材 黄豆、赤小豆、薏苡仁、黑芝麻、核桃、大枣、羊肉、海参、香菇、木耳、海藻、花椰菜、甘蓝、菠菜、南瓜、佛手、川芎、枸杞子、罗汉果、山药、吴茱萸等。

◉ 佛手粥

【主料】佛手20克，粳米100克。

【调料】白糖适量。

【做法】①将佛手洗净，放入砂锅中，加适量水，用小火煮至水剩一半，取汁。②加入粳米和适量水，继续用小火煮至粥熟，调入白糖即可。

营养专家点评　此粥具有疏肝理气、解郁消胀的功效。适合肝郁气滞引起的经前乳胀的女士食用。

◉ 川芎粥

【主料】川芎15克，粳米100克。

【调料】可不加调料。

【做法】①将川芎切成片，放入砂锅，加水适量，用中火煎煮15分钟，滤过，去渣取汁，备用。②将粳米淘洗干净。放入砂锅，加水适量，大火煮沸，调入川芎煎汁，改用小火煨煮至粳米熟烂，粥黏稠即可。

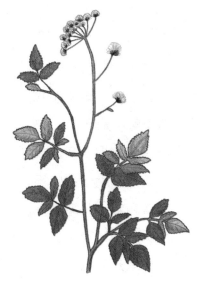

营养专家点评　此粥具有养阴平肝的功效。适合阴虚阳亢引起的经行头痛的女士食用。

● 归芍杞子粥

【主料】当归、白芍、枸杞子各20克，粳米100克。

【调料】冰糖适量。

【做法】①将当归、白芍分别洗净，切成片或切碎，放入砂锅，加适量水，煎取浓汁备用。②将淘净的枸杞子与粳米一起放入砂锅，加水煨煮成稠粥，粥成时，加入当归、白芍浓煎汁，并加入冰糖（研碎成末），拌和均匀，再煨煮至沸即可。

营养专家点评　本粥具有养肝补血、定眩的功效。适合肝血不足引起的经行眩晕的女士食用。

● 罗汉果粥

【主料】罗汉果30克，天花粉20克，黄连3克，粟米100克。

【调料】可不加调料。

【做法】①将罗汉果、天花粉、黄连分别洗净，晒干或烘干，共研成细末，备用。②将粟米淘洗干净，放入砂锅，加适量水，大火煮沸后改用小火煨煮30分钟，调入罗汉果粉、天花粉、黄连粉，搅拌均匀，继续用小火煨煮20分钟即可。

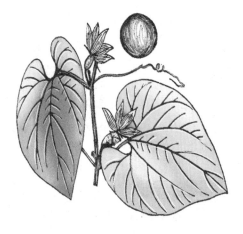

营养专家点评　本粥具有滋阴降火的功效。特别适合阴虚火旺引起的经行口疮的女士食用。

山药桂圆粥

【主料】山药、薏苡仁、粳米各100克，桂圆15克。

【调料】可不加调料。

【做法】①将山药去皮捣碎和桂圆去壳取肉。②将薏苡仁和粳米煮熟，放入山药、桂圆肉煮10分钟即可。

营养专家点评　此粥具有健脾益气、双补心脾的功效，女性食用有助气血恢复。

吴茱萸粥

【主料】吴茱萸9克，粳米50克。

【调料】生姜、葱白各少量。

【做法】①将吴茱萸研为细末；生姜、葱白切丝。②将粳米煮粥，待米熟后下吴茱萸末及生姜丝、葱白丝，同煮为粥。

【提示】用量不宜过大，宜从小剂量开始。一切热证、实证及阴虚火旺的患者忌食。

营养专家点评　此粥具有补脾暖胃、温中散寒、止痛止吐的功效。适合虚寒型痛经及脘腹冷痛、呕逆吐酸者食用。

孕妇粥：
养胎安胎

生理特点 受黄体酮分泌影响，孕妇胃肠道平滑肌细胞松弛，张力减弱，早期常有食欲下降、恶心、呕吐等症状，12周以后逐渐消失；胃酸分泌下降，胃肠蠕动减缓，常有胃肠胀气、便秘、贫血等不适症状。另外，孕妇体重逐渐增加，至妊娠末期可增长10～12千克。

饮食原则 孕妇除了每天摄入丰富均衡的营养之外，还要少食多餐，以避免胃太空或太饱。孕妇不必拘泥于一日三餐的固定模式，有胃口时就吃。尽量少吃刺激性食物，如辣椒、浓茶、咖啡等；不宜多吃过咸、过甜及过于油腻的食物；绝对禁止饮酒吸烟。

明星食材 糙米、粳米、核桃、莲子、西蓝花、山药、莲藕、菜花、牛肉、鸡肉、虾、大枣、鸡蛋等。

鸡肉粳米粥

【主料】鸡1只（500克），粳米50克。

【调料】精盐、酱油、麻油、生姜、大葱各适量。

【做法】①粳米淘洗干净；将鸡洗净，放入沸水中焯一下；生姜、大葱切末。②锅内加水，用大火烧开，将鸡下锅，加盖，用小火煮40分钟，捞出，放入凉开水中泡凉，再捞出控干水，在外皮抹上麻油，以保持鸡肉光亮，不缩不老。③将粳米倒入锅内，加原汁鸡汤，用大火煮沸，再改用小火煮至粥稠，便成鸡肉粥。④食用时将鸡肉粥盛入碗内，将鸡肉切片装盘，用大葱末、生姜末、精盐、酱油、麻油调匀成佐料，蘸食。

营养专家点评 鸡肉香醇，粥味可口，含有丰富的蛋白质、碳水化合物及钙、铁等多种营养素，能起到温中益气、益五脏、补虚损的功效，是孕妇食用的佳品。

莲子糯米粥

【主料】莲子50克，糯米100克。

【调料】白糖适量。

【做法】①将莲子用温水浸泡，去心后，清水洗净。②把糯米淘洗干净，用清水浸泡1～2小时。③锅中放入莲子、糯米、清水适量，置于火上，煮成粥，加入白糖调味即可。

营养专家点评 莲子既能补又能固，具有补益脾胃、养心安神、补肾固涩等功效。用莲子与糯米同煮成粥可补中益气，清心养神，健脾和胃，适用于孕妇腰部酸痛。

山药芡实粥

【主料】山药、芡实各50克，粳米50克。

【调料】精盐各适量。

【做法】①将粳米洗净，放入沸水中先熬。②把山药、芡实用水稍浸过，去杂质洗净。③将山药、芡实放入煮粳米的锅内同煮，待粥成时，加精盐调味即可。

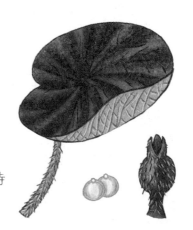

营养专家点评 此粥补益脾胃，养心安神。对孕妇心悸、失眠多梦、面色萎黄、记忆力减退、注意力不集中等症有效。

● 核桃花生粥

【主料】核桃仁50克，花生50克，芝麻20克，粳米50克。

【调料】蜂蜜适量。

【做法】①将核桃仁、芝麻和花生混合碾成小粒备用。②将粳米淘洗干净，放入锅中，加适量水用小火煮至粥八成熟。③将碾好的核桃仁、芝麻和花生一起放入锅中熬煮至熟烂，最后酌量加入蜂蜜即可。

营养专家点评 核桃仁、花生和芝麻含有丰富的不饱和脂肪酸，三者与粳米共煮粥，能帮助孕妇摄取更多的不饱和脂肪酸。

产妇粥：
催奶保健

生理特点 产褥期产妇基础代谢率增高，泌乳量逐渐增加；容易出现虚胖、面色晦暗等现象。产后乳汁分泌消耗的能量较多，必须及时补充。如果孕前营养不良并且孕期和哺乳期摄入的营养素又不足的，乳汁的分泌量会下降。在泌乳量下降尚不明显之前，产妇体内分解代谢就已增加，常可看到产妇体重减轻，甚至可出现明显营养不良症状。

饮食原则 产妇饮食应以精、杂、稀、软为主要原则。精是指量不宜过多；杂是指食物品种多样化；稀是指饮食中的水分可以多一点，如多喝汤、牛奶、粥等；软是指食物烧煮方式应以细软为主。产妇不宜多吃过于生冷的食物，如冷饮、冷菜、凉拌菜等；忌吃辛辣温燥食物，如大蒜、辣椒、胡椒、酒、韭菜等，因为辛辣温燥食物可助内热，使产妇虚火上升，有可能会出现口舌生疮、大便秘结或痔疮等症状，也可能通过乳汁使婴儿内热加重，因此饮食宜清淡，尤其在产后5～7天之内，应以软饭、蛋汤等为主。

明星食材 小米、黑芝麻、黄豆、红糖、鸡蛋、牛奶、瘦肉、鱼、动物血、动物肝脏、猪蹄、大枣、海带、紫菜、菠菜、芹菜、油菜、枸杞子、猪肚等。

● 小米红糖粥

【主料】小米100克。

【调料】红糖适量。

【做法】①将小米淘洗干净，放入开水锅内，大火烧开后，转小火煮至粥黏。②加入红糖搅匀，再煮开即可。

营养专家点评　小米可健脾胃，补虚损，调养身体，因此，适合产妇食用；红糖不仅对于暖宫、补血有较好的作用，还含有产妇所需的铁、钙等矿物质。

● 小米鸡蛋粥

【主料】小米100克，鸡蛋2枚。

【调料】红糖适量。

【做法】①小米淘洗干净。②将锅置火上，加入适量清水、小米，先用大火煮沸后，再改用小火熬煮至粥浓，打入鸡蛋略煮，以红糖调味即可。

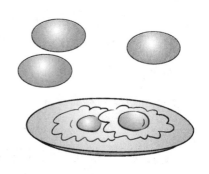

营养专家点评　此粥有补脾胃、益气血的功效。适合产后虚弱、口干口渴、产后虚泻的女士食用，是产后补养保健的佳品。

● 银莲枸杞粥

【主料】银耳10克，莲子、枸杞子各20克，粳米100克。

【调料】冰糖适量。

【做法】①将银耳泡水，待发后，去粗蒂，切小块备用。②粳米洗净浸泡30分钟。③将莲子及枸杞子洗净后，连同处理过的银耳、粳米加水，以大火煮开，再以小火煮约40分钟。④加入冰糖调味即可。

营养专家点评 银耳润肺养元气，疗效比同燕窝；莲子去心火，养心气，解烦助眠；枸杞子滋阴生血。三者同粳米一块煮粥，适合产妇食用。

● 小麦大枣粥

【主料】小麦60克，大枣20克，粳米100克。

【调料】可不加调料。

【做法】小麦煮汁去渣，加入粳米、大枣用小火煮粥即可。

营养专家点评 此粥具有养心神、止虚汗、益气血、健脾胃的功效。适合产后气血两亏、脾胃不足，以及心慌、气短、纳呆、乏力、失眠等人食用。

● 猪肚粥

【主料】猪肚100克，粳米100克。

【调料】胡椒粉、精盐、味精、面粉各适量。

【做法】①将猪肚洗净，可用精盐、面粉等反复揉搓，去掉异味，然后切成细丝，放入沸水锅烫一烫，捞出待用。②把粳米洗净与猪肚一起放入煮锅内，加清水适量，置于火上，煮沸后，加入胡椒粉，转用小火煮至猪肚烂粥稠，加入精盐、味精调味即成。

营养专家点评 猪肚含有蛋白质、脂肪、矿物质等成分，具有补虚损、健脾胃的功效。产妇食此粥可增强食欲，补中益气，有利于强身健体。

男性粥：
强身护体

生理特点 中年既是青年的延续，又是向老年的过渡时期，身体的各个部分逐渐发生退行性变化。如男性的性功能，在青春发育期结束后，很快便到了一生中的顶点，之后就渐渐减退，中年期经常出现腰酸、腰痛等症状。在基础代谢方面，30岁以后基础代谢率平均每年下降0.5%，进食量往往仍较高，质量也比较好，因而容易造成脂肪堆积而发胖等。中年男性应根据自己的生理特点，采取措施，促进健康。

饮食原则 中年男性应不吃或少吃甜食，多吃富含膳食纤维、维生素、矿物质的食物。新鲜蔬菜、水果可提供大量维生素、膳食纤维和微量元素，如番茄、胡萝卜、芦笋、木耳等。鸡肉、鱼肉、兔肉易于消化吸收，奶品与豆类含钙高，皆为男性的理想饮食。同时男性还应注意饮食清淡，少食高盐食物。

明星食材 黄豆、韭菜、番茄、胡萝卜、海米、苦瓜、山药、生蚝、深海鱼、泥鳅、鱼肉、狗肉、羊肾、鸡蛋、蜂蜜、莲藕、绿豆、芡实等。

● 海米苦瓜粥

【主料】水发海米50克，苦瓜1根，粳米100克。

【调料】精盐、胡椒粉各适量。

【做法】①粳米用清水洗净，控干水分。②苦瓜一切两半，去瓤，洗净切丁，用开水汆烫一下。③锅内加适量水烧开，加入粳米煮开，转中火煮30分钟，再加入水发海米和苦瓜丁煮熟，调入精盐、胡椒粉即可。

营养专家点评　此粥可滋阴健体，养血固精、清热降暑。适合有火气的男性食用。

● 白术山药粥

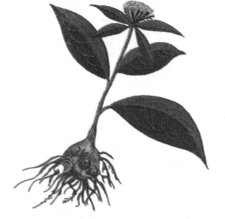

【主料】白术10克，山药30克，粳米50克。

【调料】白糖适量。

【做法】①先煎白术，取浓缩汁70毫升。②山药切细条，加水600毫升、粳米熬至粥稠。③再加入白术汁稍煮一会儿，加白糖即成。

营养专家点评　白术补脾，祛湿，消食；山药可以补肾健脾。把这两种材料搭配在一起熬粥，能起到健脾补肾、强壮肌肉的作用。

● 苁蓉羊肾粥

【主料】肉苁蓉10克，羊肾1个，粳米100克。

【调料】葱末、姜末、精盐各适量。

【做法】①肉苁蓉加水煎煮，煮烂后去渣留汁。②羊肾洗净切片后入肉苁蓉汁中，加水煮烂。③粳米加水，如常法煮粥，待半熟时，加入羊肾及肉苁蓉汁，煮至米开汤稠加入葱末、姜末、精盐调味即可。

营养专家点评　此粥有补肾助阳、益精通便的作用。适合肾阳虚衰所致的畏寒肢冷、腰膝冷痛、小便频数、夜间多尿等人食用。

莲藕绿豆粥

【主料】莲藕100克，绿豆20克，粳米50克。

【调料】可不加调料。

【做法】①绿豆洗净；莲藕洗净切成丝；粳米淘净。②将绿豆与粳米一起放入锅中加水小火熬煮。③等到绿豆和米煮成半熟状态，加入藕丝慢慢熬煮成粥即可。

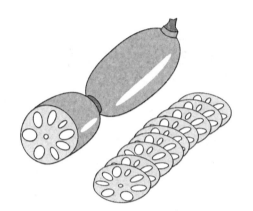

营养专家点评 绿豆煮藕，能健脾开胃，疏肝理气，清肝胆热；粳米有保肝、护胃的作用。此粥适合上火的男性食用。

莲子芡实粥

【主料】莲子（去心）、芡实、糯米各50克。

【调料】冰糖适量。

【做法】①糯米、芡实淘洗干净，用冷水浸泡2～3小时，捞出，沥干水分。②莲子洗净，用冷水浸泡回软，除去莲心。③锅中加入约2000毫升清水，将莲子、芡实、糯米放入，先用大火烧沸，再改用小火熬煮成粥，下冰糖调好味，再稍焖片刻即可。

营养专家点评 莲子补脾止泻，养心安神；芡实则能健脾补肾。莲子芡实粥能够缓解压力，防止因工作紧张造成失眠等症状。

下篇

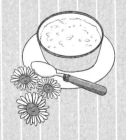

疾病防治，
对症调理巧喝粥

　　人吃五谷杂粮，生病是不可避免的。中医学认为，药食同源，药可以食，食也可以起到药的作用，比如喝粥。喝粥早已成为人们养生保健的一种饮食疗法。粥本身绵软柔滑，水谷交融，有补中健胃的效果，在粥品中适当加入一些具有健脾、润燥、益肺等疗效的食物或药材，则对身体更有裨益。长期坚持食用，会给健康带来实实在在的改善。

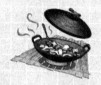

DUIZHENGTIAOLIYANGSHENGZHOU

第 **8** 章

对症喝粥，打好身体保卫战

粥的养生价值很高，但中医讲究辨证施治，本章所介绍均为对症养生粥方，对症选择粥疗方，可辅助调理各种常见病，如感冒、咳嗽、便秘、腹泻、口腔溃疡、高血压、高脂血症、糖尿病等，因人的体质各有差异，在使用药材时要先咨询医生。那么，如何利用粥疗来打好我们的身体保卫战呢？

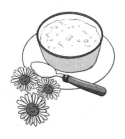

感冒

> **症状表现** 中医将感冒分为风寒型感冒、风热型感冒和暑湿型感冒。风寒型感冒有鼻塞、打喷嚏、咳嗽、头痛等症状；风热型感冒有鼻塞、流涕、咳嗽、头痛等症状；暑湿型感冒表现为畏寒、发热、口淡无味、头痛、头胀、腹痛、腹泻等症状，此类型感冒多发生在夏季。
>
> **饮食原则** 清淡饮食，多喝粥，多饮水，多吃蔬菜水果，以补充感冒食欲不振所致的能量等供给不足。忌食生冷、油腻荤腥、浓茶及辛辣、刺激性食物。
>
> **明星食材** 绿豆、赤小豆、薏苡仁、生姜、冬瓜、葱白、香菜、丝瓜、竹叶、防风、淡豆豉等。

● 神仙粥

【主料】葱白、生姜各20克，糯米100克，食醋30毫升。

【调料】可不加调料。

【做法】①将葱白洗净拍破；糯米、生姜洗净，一同加水1000毫升煮粥。②煮至米烂加入食醋即可。

【提示】风热感冒不宜食此粥。

营养专家点评 此粥发表解毒，祛风散寒。适用于胃寒呕恶、咳嗽喷嚏、鼻塞流涕、浑身酸痛、怕冷，感冒初起所致的头痛发热、补中益气、开胃养肝、不思饮食等症。适合风寒感冒患者食用。

● 生姜粥

【主料】生姜20克，粳米100克，葱白2茎。

【调料】可不加调料。

【做法】①将生姜、葱白洗净，切丝备用。②粳米淘净，放入锅中，加清水适量煮粥，待熟时调入葱丝、姜丝，再煮沸即可。

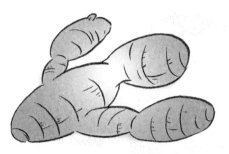

营养专家点评 此粥发汗解表，温胃止呕，温肺止咳。适合风寒感冒、胃寒呕吐、肺寒咳嗽等人食用。

● 葱豉粥

【主料】淡豆豉、胚芽米各30克，粳米50克。

【调料】油、葱白、精盐、麻油、胡椒粉、姜末、白糖各适量。

【做法】①粳米、胚芽米洗净熬煮，葱白洗净后切丝、加入粥中。②淡豆豉用油煎后取汁加入粥中。③粥将熟时加入精盐、麻油、胡椒粉、姜末、白糖，稍煮即可。

【提示】表虚有汗者不宜食用此粥。

营养专家点评 此粥有解表、散寒、和胃的功效。适合风寒感冒的人食用。

● 竹叶粥

【主料】竹叶（鲜者加倍）10克，粳米50克。

【调料】白糖适量。

【做法】①将竹叶择净，放入锅中，加清水适量，浸泡5～10分钟后，水煎取汁。②将竹叶汁加粳米煮粥，待熟时，调入白糖，再煮沸即可。

【提示】竹叶粥是寒凉类药粥，脾胃虚寒、大便溏薄、阴虚发热者不宜食用。

营养专家点评 此粥清热利湿，除烦安神。适合热病干渴，或暑热感冒、小便淋涩、口舌生疮、烦躁不安等人食用。

◯ 薄荷粥

【主料】干薄荷5克，粳米50克。

【调料】冰糖适量。

【做法】①将粳米淘洗干净，煮成粳米粥。②临熟时加入干薄荷，再煮沸出香气，加冰糖即可。

营养专家点评 此粥清热解表，疏散风热。适合风热感冒，而见发热恶风、头目不清、咽痛口渴者食用。

◯ 防风粥

【主料】防风15克，葱白2茎，粳米100克。

【调料】可不加调料。

【做法】将防风、葱白洗净，共入砂锅煎30分钟左右，取汁与洗净的粳米同煮为稀粥即可。

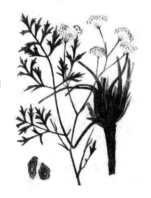

营养专家点评 此粥祛风解表，散寒止痛。适合感冒风寒、发热畏冷、恶风、自汗、头痛、身痛、关节酸楚、肠鸣腹泻等人食用。

咳嗽

症状表现 中医学认为，外邪侵袭和内伤皆可引起咳嗽。外邪侵袭所致咳嗽又称外感咳嗽，可分为风寒咳嗽、风热咳嗽和风燥咳嗽。风寒咳嗽表现为咳嗽声重、气急、咽痒、咳痰稀薄白色等；风热咳嗽表现为咳嗽频繁、剧烈、气粗、咽痛、痰稠等；风燥咳嗽表现为干咳、连声作呛、咽喉干痛、痰少而黏。内伤咳嗽主要症状是病情缓，病程长，皆由脏腑功能失调、内邪干肺所致。

饮食原则 咳嗽期间，饮食应以新鲜蔬菜为主，适当添加豆制品、少量瘦肉和禽蛋，荤菜宜少；要以蒸煮为主，不宜吃油、炸、煎食物；要减少盐的摄入，因为这会影响肾的排泄，对患者排尿不利，咳嗽患者饮食宜清淡；咳嗽剧烈时，连一些酸甜的水果，如橘子、苹果也不宜多吃，因酸能敛痰，使痰不易咳出，并加重炎症，多吃甜食还会助热，使炎症不易治愈。

明星食材 梨、枇杷、橙子、杏仁、罗汉果、柚子、萝卜、荸荠、南瓜、丝瓜、款冬花、贝母、五味子、苏子、百合等。

◎ 枇杷叶粥

【主料】枇杷叶20克（鲜品50克），粳米80克。

【调料】冰糖适量。

【做法】①先将枇杷叶用布包好，水煎，取浓汁后去渣，或将新鲜枇杷叶刷去叶背面的绒毛，切丝后煎汁去渣。②将枇杷汁加入粳米煮粥，粥成后加入冰糖即可。

营养专家点评 此粥有清肺化痰、止咳降气之效用。适合肺热咳嗽、咳吐黄色脓性痰或咯血、衄血以及胃热呕吐、呃逆等人食用。

● 五味子粥

【主料】五味子、干姜各9克，细辛3克，粳米100克。

【调料】可不加调料。

【做法】①将五味子、干姜、细辛洗净，用干净的纱布包好。②粳米洗净后加入适量清水，再放入用纱布包好的中药，同煮成粥即可。

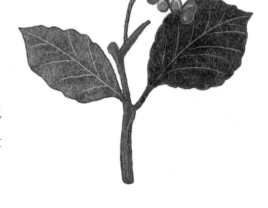

【提示】此粥仅适用于冬季风寒引起的咳嗽，其特点是咳嗽痰多，痰白清稀，而其他原因引起的咳嗽则不适宜，特别是不适合于风热引起的咳嗽痰黄、痰稠痰少的患者。

营养专家点评 此粥可温肺，止咳，化痰。适合冬季感受风寒引起的咳嗽气喘、痰色稀白者食用。

● 苏子粥

【主料】苏子20克，粳米60克。

【调料】冰糖适量。

【做法】①将苏子捣烂如泥，加水适量，煎取浓汁，去渣。②将苏子汁加入粳米煮粥，待粥将成时，加入冰糖即可。

【提示】风寒表实者宜食，温热病及气弱表虚者忌食。药用时煎30~40分钟即可。

营养专家点评　此粥具有化痰止咳、降气定喘的功效。适合痰浊阻肺之咳嗽的人食用。

◉ 款冬花杏仁粥

【主料】款冬花、苦杏仁各10克，粳米50克。

【调料】可不加调料。

【做法】①将苦杏仁去皮，捣成泥，与款冬花入砂锅，加清水200毫升，煎10分钟，去渣取汁备用。②将粳米入锅加清水500毫升，煮为稀粥，兑入款冬花苦杏仁汁，煮沸即可。

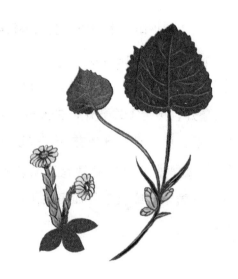

【提示】风热咳嗽者不宜食用此粥。

营养专家点评　此粥具有宣肺化痰、定喘止咳的功效。适合风寒袭肺之寒嗽的人食用。

◉ 百合粉茯苓粥

【主料】百合粉10克，白茯苓20克，薏苡仁30克，糯米30克。

【调料】冰糖适量。

【做法】①将白茯苓打碎入砂锅内加水300毫升，煎至100～150毫升，去渣取汁。②薏苡仁、糯米、百合粉、冰糖加水500毫升，大火煮成稀粥，兑入茯苓汁，煮开沸即可。

营养专家点评 此粥具有健脾补肺、豁痰止咳的功效。适合咳嗽、气短等人食用。

● 枇杷叶竹茹粥

【主料】枇杷叶、竹茹各15克，粳米50克。

【调料】可不加调料。

【做法】①将枇杷叶、竹茹切碎，用纱布包好，放入砂锅内，加清水200毫升，煎至100毫升，去渣取汁。②将粳米入锅加清水500毫升，煮为稀粥，兑入枇杷叶竹茹汁，煮沸即可。

营养专家点评 此粥具有清肺化痰、降气止咳的功效。适合肺热咳嗽、痰黄浓稠或痰中带血者食用。

哮喘

症状表现 哮喘主要表现为发作性伴有哮鸣音的呼气性呼吸困难，常反复发作，伴有咳嗽少痰，部分患者有胸闷、呼吸不畅、干咳、胸部紧迫或连声喷嚏等先兆症状。多在夜间和（或）凌晨发作。严重者有大汗淋漓及濒死感。部分患者还可表现为以长期反复咳嗽为主要症状的不典型的支气管哮喘。

饮食原则 由于哮喘患者大多体质差、消瘦，因此应补充足够的蛋白质，如瘦肉、鸡蛋、牛奶、大豆及豆制品，但应少吃虾、蟹、咸鱼、牛奶等食物，以防过敏。同时，哮喘病热量消耗大，所以饮食上应多补充热量，如米、面等。患者还要注意多吃含维生素和矿物质多的食物，以增强抵抗力。此外，患者不宜过饱，忌过咸、过甜饮食，忌生冷、酒、辛辣等刺激性食物。

明星食材 薏苡仁、绿豆、香菇、木耳、萝卜、丝瓜、大蒜、山药、花生、柑橘、油菜、白果、苦瓜、柚子、杏仁等。

木耳大枣粥

【主料】黑木耳5克，大枣50克，粳米100克。

【调料】冰糖适量。

【做法】①将黑木耳放入温水中泡发，择去蒂，除去杂质，撕成数瓣后放入锅内。②将淘洗干净的粳米、大枣一并放入锅内，加水适量，用大火煮沸后，改用小火炖熬至黑木耳烂熟，加入冰糖即可。

营养专家点评 黑木耳能凉血止血，清肺益气；大枣补脾胃虚弱。两者配合，调理气血，滋阴润肺。此粥适合肺脾两虚的哮喘患者食用。

● 白果瘦肉粥

【主料】白果10个，猪瘦肉100克，白菜叶2片，粳米100克。

【调料】精盐、生抽、蚝油、料酒、白胡椒粉各适量。

【做法】①猪瘦肉用刀剁碎成肉末，加入精盐、生抽、蚝油、料酒、白胡椒粉拌匀；白菜叶洗净切成丝；白果敲碎外壳，撕掉内膜，取净肉；粳米淘洗干净备用。②粳米加入适量水，大火煮沸后，改成小火慢慢熬成粥，然后把猪瘦肉末倒入粥内，用汤勺不停地搅拌，使其均匀。③加入白果，煮10分钟。④加入白菜丝，加精盐调味即可。

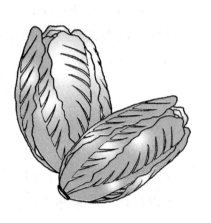

营养专家点评 白果具有敛肺气、定喘咳的功效，对于肺病咳嗽、老人虚弱体质的哮喘及各种哮喘痰多者，均有辅助食疗作用；猪瘦肉有滋阴润燥、补肾养血的功效，对咳嗽等病有食疗作用。此粥有润肺化痰、止咳平喘的作用，适合哮喘患者食用。

● 香菇白菜瘦肉粥

【主料】香菇30克，小白菜30克，瘦肉1小块（约70克），粳米100克。

【调料】淀粉、精盐、料酒各适量。

【做法】①把瘦肉切成小丁加入淀粉、少许料酒、精盐拌匀备用。②香菇洗净切成丁；小白菜洗净切碎；粳米淘好。③粳米放入电饭锅中，加适量清水，煮至米粒开花。④把腌好的瘦肉丁放入粥里，搅匀，然后加入切好的香菇丁。⑤待粥再次煮开后煮2分钟，加入切碎的小白菜，加量精盐调味即可。

（营养专家点评） 香菇有补肝肾、健脾胃、益智安神的功效；白菜能润肠、排毒、预防肠癌。香菇、香菜与瘦肉同煮粥能润肺平喘，适合哮喘患者食用。

● 杏仁薄荷粥

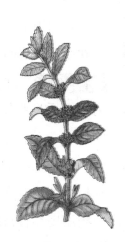

【主料】杏仁30克，鲜薄荷10克，粳米50克。

【调料】可不加调料。

【做法】①将杏仁放入沸水中煮至七分熟，加入粳米同煮。②成粥时，加入薄荷，稍煮即可。

（营养专家点评） 杏仁苦温，能祛痰理气，止咳平喘；薄荷能解表祛邪；粳米补脾气。此粥可辛散表邪、祛痰平喘，适合哮喘患者食用。

● 山药花生仁粥

【主料】山药25克，花生仁50克，小米100克。

【调料】红糖适量。

【做法】①将花生仁去掉芽头，洗净；山药清洗干净，切成薄片；小米清洗干净备用。②山药与小米一起放入锅中，加花生仁及清水适量，大火煮沸后，改用小火煮至花生仁熟烂。③粥煮成后加入红糖，再煮沸即可。

（营养专家点评） 此粥双补脾肺，养血补血。适合肺脾气虚、气血两虚导致的哮喘等人食用。

口腔溃疡

> **症状表现** 口腔溃疡的症状表现为口腔的唇、颊、软腭或齿龈等处的黏膜多见发生单个或者多个大小不等的圆形或者椭圆形溃疡，表面覆盖灰白或黄色假膜，中央凹陷，边界清楚，周围黏膜红肿作痛，溃面有糜烂。
>
> **饮食原则** 口腔溃疡患者在平时要注意保证摄入优质蛋白，因为蛋白质是修复口腔溃疡创面所必需的营养素；保证B族维生素的摄入。猪肉、猪肝、蛋黄等都富含维生素B_2，对促进溃疡愈合、维护黏膜的完整性有很好的功效；忌食辛辣刺激性食物，如辣椒、姜、八角等；应多吃新鲜的蔬菜、水果，多饮水，对防治口腔溃疡都有帮助。
>
> **明星食材** 燕麦、小米、绿豆、白扁豆、白萝卜、番茄、蛋类、动物内脏、坚果、猕猴桃、牡蛎、红茶、石斛、竹叶、荠菜、藕等。

● 红茶粳米粥

【主料】红茶包1袋，粳米100克。

【调料】可不加调料。

【做法】①粳米淘洗干净，加适量水以大火煮开，煮开后转小火慢煮至米粒熟软。②将红茶袋置入粥锅中，焖约3分钟，待茶香渗入粥汁及米粒中，即可将茶袋取出，趁热进食。

营养专家点评　红茶含有茶黄质和儿茶素，具有抑菌消肿、消除口臭、清香口气、预防蛀牙、缓解口腔溃疡等功效。

石斛二冬粥

【主料】石斛、麦冬、天冬各15克，粳米100克。

【调料】白糖适量。

【做法】①将石斛、麦冬、天冬分别洗净，加水煮约20分钟，去渣取汁。②粳米洗净，加入药汁煮粥，加白糖即可。

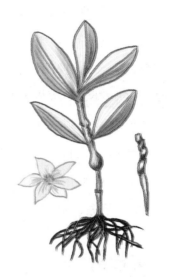

营养专家点评　此粥具有滋阴降火、清热生津的功效。对阴虚火旺、虚火上炎、口舌糜烂生疮、连年不愈、经常复发、津枯便秘者很有帮助。

竹叶粳米粥

【主料】鲜竹叶30克，粳米100克。

【调料】白糖适量。

【做法】①先将鲜竹叶洗净，煎水去渣取汁。②将竹叶汁加入粳米煮成稀粥，调入白糖即可。

营养专家点评　此粥有清热除烦、利尿清心之功效。适合热病伤津、暑热伤阴所致的口干烦渴，心经实火移热于小肠所致的尿赤口疮等人食用。

● 蒲公英绿豆粥

【主料】蒲公英10克,绿豆50克,粳米80克。

【调料】冰糖适量。

【做法】①先将蒲公英煎水去渣取汁。②绿豆、粳米加水煮为糜粥,调入蒲公英汁、冰糖即可。

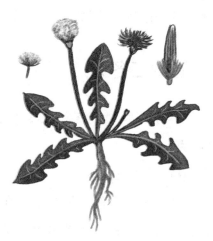

营养专家点评 蒲公英有清热解毒、泻火利湿、消肿散结的功效,与绿豆、粳米、冰糖合用,具有清热解毒、消疮除烦的作用。适合脾胃不和、食欲不振、消化力弱、口腔溃疡者食用。

● 鲜藕粥

【主料】鲜藕200克,粳米100克。

【调料】白糖适量。

【做法】将莲藕洗净切片,与粳米同煮为粥,待粥熟时,再调入些许白糖即可。

营养专家点评 藕味甘、微涩,性凉,有较好的收涩止血作用,与粳米共煮粥益气养阴,健脾开胃。适合老年人体虚,热天里食欲不振、大便溏薄、热病口渴、牙龈出血等人食用。

荠菜小米粥

【主料】荠菜50克，枸杞子20粒，小米100克。

【调料】精盐适量。

【做法】①荠菜择去黄叶洗净控水，切成碎末。②小米淘洗干净，将小米和清水一同倒入锅中，加清水1500毫升，大火烧开转小火熬至接近黏。③放入枸杞子、精盐、荠菜末，用勺轻轻搅动，再煮一会儿即可。

【提示】不要把荠菜煮得变了颜色，否则会失掉荠菜的一些营养成分。

营养专家点评 荠菜含有一种有效的止血成分，名为荠菜酸，能够缩短出血和凝血时间，与B族维生素含量丰富的小米搭配煮粥，对口腔溃疡和口角生疮有很好的食疗作用，可以加快口腔溃疡伤口的愈合。

便秘

症状表现 中医一般将便秘分为实秘和虚秘两大类，其中实秘又可分为热秘型便秘、寒凝型便秘和气秘型便秘，热秘型便秘主要表现为大便干结、小便短赤、面红心烦或口干、口臭，腹满胀痛、舌红苔黄；寒凝型便秘表现为大便艰涩难下，腹部冷痛，手足欠温，呃逆气冷，舌苔白腻；气秘型便秘表现为排便困难、腹部胀气甚至胀痛。虚秘可细分为气虚型便秘、血虚型便秘、阴虚型便秘、阳虚型便秘等。气虚型便秘的特点是虽有便意，但排便困难，用力则汗出气短，便后疲乏；血虚型便秘的特点是大便干燥、面色无华、心悸眩晕；阴虚型便秘表现为大便干结如羊屎状、形体消瘦、头晕耳鸣、心烦少眠、盗汗等症状；阳虚型便秘主要表现为大便干或不干、排出困难、腹中冷痛。

饮食原则 适当增加含粗纤维素多的食物，如粗粮、蔬菜、水果，这类食物可以增加食物残渣，有助于排便；多食用润肠食品，如核桃仁、芝麻等含油脂性的食物，因油脂有润肠通便的作用，可让粪便顺利通过肠道并排便；平时适当多饮水，水分可以使粪便变软，利于排泄；饮食宜清淡，远离酒、浓茶、咖啡、辣椒等刺激性食品，以免促使大便干结，增加便秘的概率。

明星食材 燕麦、糙米、糯米、核桃、香蕉、菠萝、木瓜、葡萄、西瓜、苹果、菠菜、萝卜、蘑菇、海带、紫菜、红薯、蜂蜜、酸奶、麻仁、人参等。

● 紫菜燕麦粥

【主料】紫菜20克，燕麦片50克，鸡蛋1枚，高汤适量。

【调料】精盐适量。

【做法】①紫菜略淘洗备用；鸡蛋打散备用。②将高汤煮沸，加入紫菜煮拌均匀。③高汤再度沸腾时淋入鸡蛋液滑散，加入燕麦片煮开，加入精盐即可。

营养专家点评　燕麦是一种低糖、高营养、高能食品，它含有丰富的膳食纤维，是不可多得的促进肠胃蠕动的谷物，与紫菜搭配煮粥可以有效防治便秘。

● 紫苏麻仁粥

【主料】紫苏子、火麻仁各10克，粳米100克。

【调料】可不加调料。

【做法】将紫苏子、火麻仁捣烂如泥，加水慢研，滤汁去渣，再同粳米煮为稀粥。

营养专家点评　此粥可润肠通便，适合大便不通、燥结难解者食用。

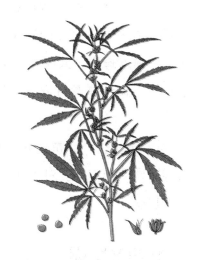

● 红薯粥

【主料】红薯100克，粳米100克。

【调料】白糖适量。

【做法】①将红薯洗净，连皮切成小块；粳米淘洗干净，用冷水浸泡

30分钟，捞出沥水。②将红薯块和粳米一同放入锅内，加清水煮至粥稠，加入白糖，再煮沸即可。

【提示】红薯食后有时会发生胃灼热、吐酸水、肚胀排气等现象，但只要一次不食用过多，而且和米面搭配，并辅以咸菜或喝点菜汤即可避免。

营养专家点评　红薯粥有健脾养胃、益气通便的功效。适合便秘的患者食用。

● 香蕉粥

【主料】香蕉200克，粳米50～100克。

【调料】蜂蜜适量。

【做法】粳米洗净，放砂锅内煮粥。煮至半熟，将香蕉去皮切成小段状，放入粥中，并放入蜂蜜，共同煮成粥即可。

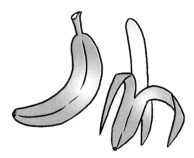

【提示】由于香蕉性寒，所以脾胃虚寒者忌食。

营养专家点评　香蕉性寒，味甘，可清热润肠，促进肠胃蠕动；蜂蜜有润肠通便的作用。对于便秘患者利用香蕉粥进行养生保健，可以辅助治疗便秘。

● 酥油蜂蜜粥

【主料】酥油20克，蜂蜜15克，粳米100克。

【调料】可不加调料。

【做法】粳米洗净，然后煮粥，待沸后调入酥油、蜂蜜，煮至粥熟即可。

营养专家点评　此粥可补气养血、润燥通便。适合体弱消瘦、大便干结难解等人食用。

● 人参蜂蜜粥

【主料】人参3克，蜂蜜50克，粳米100克。

【调料】生姜汁、生韭菜汁各适量。

【做法】①将人参切片，置清水中浸泡一夜，连同泡参水与洗净的粳米一起放砂锅中，小火煨粥。②粥将熟时放入蜂蜜、生姜汁、生韭菜汁调匀，再煮片刻即可。

营养专家点评 人参味甘、微苦，性温，大补元气，复脉固脱，补脾益肺；蜂蜜味甘，性平，补中润燥。此粥具有调中补气、润肠通便、丰肌泽肤的功效。适合因气虚而致的面色苍白无华者及有气血两虚表现的大便秘结的中老年人食用。

腹泻

症状表现 大便次数明显增多，粪便变稀，形态、颜色、气味改变，含有脓血、黏液、不消化食物，或变为黄色稀水，绿色稀糊，气味酸臭。大便时有腹痛、下坠、里急后重、肛门灼痛等症状。

饮食原则 腹泻时要多补充B族维生素以及维生素C，以保证补充足够的蛋白质和能量；腹泻患者还可以通过喝粥来缓解症状，因为肠道经过腹泻以后会变得脆弱，这时不宜多吃油腻食物或者大鱼大肉，多喝粥则有助于收敛止泻，还能够补充一些因腹泻而流失的营养，辅助治疗腹泻。

明星食材 黄豆、扁豆、蚕豆、糯米、粳米、芡实、荔枝、番茄、山药、莲子、苹果、荔枝、石榴、草莓、乌梅、板栗、蜀椒、生姜、马齿苋、荷叶、茶叶、肉桂、乌骨鸡等。

🥣 荔枝粳米粥

【主料】荔枝20克，粳米100克。

【调料】白糖适量。

【做法】①将荔枝去壳取肉，与粳米同放锅中，加清水适量煮粥。②待熟时调入白糖，再煮沸即可。

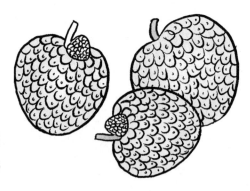

营养专家点评　此粥有健脾益气、养肝补血、理气止痛的功效。适合脾胃亏虚所致的饮食减少、久泻不止、头目昏花、失眠健忘等人食用。

● 排骨番茄粥

【主料】排骨400克，番茄2个，粳米100克。

【调料】精盐、鸡粉各适量。

【做法】①排骨洗净，切块，以滚水汆烫一下即捞起来；番茄用开水稍微煮2分钟，至外皮裂开即可剥去外皮，再将番茄分别切成8瓣；粳米洗净备用。②锅中加水，以大火煮开后放入粳米，转小火一边搅一边煮约20分钟，再放入排骨继续煮30分钟，然后放入番茄煮20分钟，最后加精盐、鸡粉调味即可。

营养专家点评　番茄含有丰富的维生素，与营养同样丰富的排骨搭配煮粥食用，可以补充因腹泻而流失的营养。

● 香甜苹果粥

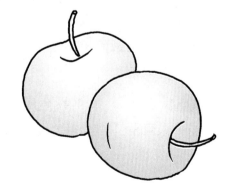

【主料】苹果、粳米各100克。

【调料】白糖适量。

【做法】①将苹果去皮，洗净，切块；粳米淘净。②粳米放入锅中，加清水适量煮沸后，放入苹果，煮至粥熟时下白糖，再煮沸即可。

【提示】也可将苹果洗净，榨汁，待粥熟时调入粥中食用。

营养专家点评　苹果有生津润肺、除烦解暑、开胃醒酒、除湿止泻之功效。腹泻患者食用此粥有助于补充营养和调理肠道。

● 椒面粥

【主料】蜀椒3~5克，面粉100~150克。

【调料】生姜3片。

【做法】将蜀椒研为细粉末，每次取1~2克，同面粉加水和匀，再调入开水中煮粥，粥熟后加生姜稍煮即可。

【提示】一切热病患者均不可选食。

营养专家点评 此粥暖胃散寒，温中止痛。适合脾胃虚寒、心腹冷痛、胃寒呃逆或呕吐引起的肠鸣腹泻等人食用。

● 附子粳米粥

【主料】制附子4克，干姜3克，葱白2根，粳米50克。

【调料】红糖适量。

【做法】①将制附子、干姜研为极细末。②用粳米煮粥，待粥煮沸后，加入药末及葱白、红糖，同煮为稀粥。

【提示】也可用制附子、干姜煎汁，去渣后，下粳米、葱白、红糖一并煮粥。煮粥时应选用制附子，且从小剂量开始为妥。对于热证、实证的患者，不可服食。

营养专家点评 此粥具有温中补阳、散寒止痛的功效。适合肾阳不足、命火衰微、畏寒肢冷、脾阳不振、脘腹冷痛、大便溏泄等患者食用。

慢性胃炎

症状表现 慢性胃炎起病缓慢，多有进食后上腹部不适或疼痛，往往是无规律的阵发性或持续性疼痛；可伴有食欲不振或厌食、恶心、呕吐、腹胀及嗳气；可出现消瘦、疲乏无力、腹泻、便秘等症状。

饮食原则 慢性胃炎患者的饮食宜营养丰富并易于消化，这样有利于保护胃黏膜和提高胃黏膜的抵抗力；进食时要细嚼慢咽，使食物充分与唾液混合，有利于消化和减少胃部刺激；补充膳食纤维，多喝温热、清淡的粥来保护胃部健康，因为粥入脾、胃经，有健脾养胃的功效，对慢性胃炎有一定的食疗作用。要避免食用过于刺激性食物，如过酸、过辣、过烫、过冷的食物。

明星食材 大麦、小米、莲子、白扁豆、大枣、赤小豆、山药、冬瓜、胡萝卜、番茄、黄瓜、土豆、芹菜、菠菜、小白菜、莲藕、花生、紫米、粳米、薏苡仁、糯米等。

● 山药鸡肉粥

【主料】山药50克，鸡腿肉30克，粳米50克。

【调料】可不加调料。

【做法】①将山药洗净，去皮，切成小块；鸡腿肉切丝；粳米淘洗干净，备用。②锅内加水适量，放入粳米煮粥，五成熟时加入山药块、鸡肉丝，再煮至粥熟即可。

营养专家点评 此粥有补中益气、健脾养胃、强腰益肾等功效。适合慢性胃炎所致的上腹部疼痛、食少便溏等人食用。

● 猪肚山药粥

【主料】猪肚1具，山药50克，粳米100克。

【调料】生姜、精盐各适量。

【做法】①将猪肚洗净切片，与淘洗干净的粳米、山药一起加水熬煮成粥。②生姜切丝，粥熟时放生姜丝、精盐。

营养专家点评 此粥有补中益气、补益脾胃的作用。特别适合病后虚弱、泄泻、尿频、乏力、慢性胃炎、食欲不振等人食用。

● 花生紫米粥

【主料】紫米100克，花生50克。

【调料】精盐适量。

【做法】①紫米、花生洗净。②锅中加水烧开，下紫米和花生，煮开后转小火，熬成粥。③粥将熟时，放精盐调味即可。

营养专家点评 紫米具有温暖脾胃、补益中气的功效，对脾胃虚寒、食欲不佳、腹胀腹泻有一定的缓解作用；花生具有扶正补虚、悦脾和胃的功效。紫米与花生搭配煮粥具有健脾、和胃、止痛的功效，慢性胃炎者可食此粥。

莲子山药粥

【主料】莲子、山药各10克，粳米100克。

【调料】精盐适量。

【做法】①将莲子、山药洗净，山药切小块，与粳米一同放进锅内，加清水煮至粳米开花，粥变黏稠。②调入精盐即可。

营养专家点评 山药有益气养阴、补脾肺肾的功效，常用治脾胃虚弱之食少便溏；莲子有补脾止泻的功效；粳米有补中益气、健脾养胃的功效。三者共煮粥有健脾、行气、消食的作用。适合脾虚食滞导致腹胀纳差、大便溏泻及慢性胃炎患者食用。

大枣薏苡仁粥

【主料】薏苡仁50克，大枣10枚，糯米100克。

【调料】红糖适量。

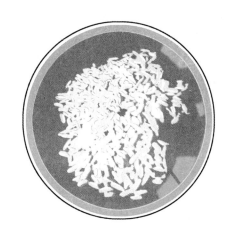

【做法】①将薏苡仁、糯米分别淘洗干净，用清水浸泡4小时，捞出沥干；大枣洗净沥干。②把薏苡仁、糯米一起放入锅内，倒入适量清水，先用大火煮开后转至小火，再加入大枣，熬至米粒糊化成粥状，依照个人口味加入红糖即可。

营养专家点评 薏苡仁能够健脾胃，是一种缓和的滋补剂，益脾而不滋腻；大枣能够缓和慢性胃炎症状。两者与糯米共煮粥能暖脾胃、补中益气。适合慢性胃炎患者食用。

鲫鱼糯米粥

【主料】鲫鱼1条，糯米100克。

【调料】黄酒、精盐、生姜末、葱花、胡椒粉各适量。

【做法】①将鲜鲫鱼洗净，开膛去内脏，刮鳞去头、尾及骨刺后，再将鱼肉切成薄片。②将切好的鱼肉片放入盆内，倒上黄酒，撒上生姜末，浸腌待用。③糯米淘洗净，加清水共煮，开锅后用小火约煮50分钟成粥。④将浸好的鱼片下入锅内与粥搅匀，待再开锅后停火。⑤食用时盛入碗内，撒上葱花、精盐、胡椒粉，搅匀即可。

营养专家点评　此粥具有补益脾气、和降胃气的功效。适合慢性胃炎患者食用。

消化不良

症状表现 消化不良主要表现为上腹痛、上腹胀、早饱、嗳气、食欲不振、恶心、呕吐等，起病多缓慢，病程常经年累月，呈持续性或反复发作，不少患者由饮食、精神等因素诱发；还有的会伴有失眠、焦虑、抑郁、头痛、注意力不集中等精神症状。

饮食原则 消化不良的患者平时饮食宜选择质软、易消化的食物，避免食用体积大、坚硬、粗纤维多的食物；宜少量多餐，细嚼慢咽。一般每餐不宜过饱，以正常食量的2/3为宜。烹饪方式宜蒸、煮、炖、烩、焖。不宜采用油炸、腌制等方式。此外，消化不良伴有腹胀者不可食用豆类、薯类、牛奶食物；反酸者不可进食过饱，忌食肥肉等高脂肪食物和油炸食物，不宜吃春笋、芹菜等粗纤维食物，忌辛辣、刺激性食物。

明星食材 胖头鱼、鲢鱼、带鱼、羊肉、板栗、干姜、山楂、田鸡、南瓜、山药、菠萝、木瓜、大麦等。

● 田鸡粥

【主料】田鸡100克，粳米100克。

【调料】精盐、鸡精、料酒、植物油、麻油、姜、蒜、葱、生抽、淀粉、香菜各适量。

【做法】①田鸡洗净，切小块；姜、蒜切碎末；葱切小段；香菜刮掉根部泥屑，浸泡盐水片刻晾干备用。②粳米淘洗干净加入植物油和精盐腌30分钟；田鸡加入料酒、植物油、精盐、姜末、蒜末、葱段、生抽、淀粉混合搅拌均匀腌好备用。③粳米加水煮45分钟左右，然后加入田鸡煮5分钟。④加入精盐、鸡精调味，撒香菜和麻油搅拌均匀即可。

（营养专家点评） 此粥具有健脾止泻、补肝益肾的功效，可适用于消化不良的患者。

● 南瓜山药二米粥

【主料】南瓜、山药各50克，粳米、小米各30克，枸杞子适量。

【调料】可不加调料。

【做法】①将粳米、小米洗净；南瓜、山药去皮切成块。②锅中放水烧开，加入粳米和小米，再烧开。③转小火焖煮20分钟至粥汁黏稠。④加入南瓜块和山药块继续小火焖煮10分钟。⑤加入枸杞子，关火盖盖子用余温焖煮片刻即可。

（营养专家点评） 粳米能提高人体免疫功能；小米能开肠胃，补虚损，益丹田；南瓜具有补中益气的功效；山药有补脾养胃、生津益肺、补肾涩精的功效；枸杞子能够补肾益精，养肝明目，补血安神，生津止渴，润肺止咳。南瓜山药二米粥具有滋补养生的作用，且易消化吸收，适合消化不良的患者食用。

● 羊肉高粱粥

【主料】羊肉、高粱米各100克。

【调料】精盐适量。

【做法】①高粱米淘洗干净；羊肉洗净、切丁。②锅内加水、高粱米与羊肉丁一同煮成稀粥，加入精盐调味即可。

营养专家点评 羊肉是冬季养生之佳品，具有补肾壮阳的功效。羊肉与高粱米一起煮粥食用，具有开胃助消化的作用，适合脾胃虚弱所致的消化不良等人食用。

● 木棉花灯芯花粥

【主料】木棉花50克，灯芯花10克，鲜荷叶各30克，粳米100克。

【调料】精盐适量。

【做法】①将木棉花、灯芯花、鲜荷叶、粳米均洗净。②将上述材料一起放入砂锅内煮粥，酌量加精盐调味即可。

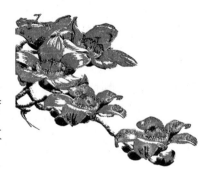

营养专家点评 此粥具有清热去湿、消滞止泻的作用。适合湿滞所致的消化不良患者食用。

高血压

症状表现 早期高血压病可表现为头痛、头晕、耳鸣、心悸、眼花、注意力不集中、记忆力减退、手脚麻木、疲乏无力、易烦躁等症状。后期高血压病患者血压常持续在较高水平，并伴有脑、心、肾等器官受损的表现，例如，高血压引起脑损害后，可引起短暂性脑血管痉挛，使头痛、头晕加重，半侧肢体活动失灵等；高血压引起心脏损害后，可出现胸闷、气急、咳嗽等症状；高血压引起肾脏受损害后，可见夜间尿频、尿急症状，严重时发生肾功能衰竭，可有尿少、无尿、食欲不振、恶心等症状。

饮食原则 高血压患者平时需控制能量的摄入，提倡进食复合糖类食物，如淀粉、玉米；少吃葡萄糖、果糖及蔗糖，这类糖属于单糖，易引起血脂升高；平时应限制脂肪的摄入；适量摄入蛋白质，因为蛋白质可以改善血管弹性和通透性，增加尿钠排出，从而降低血压。此外，通过喝粥来控制脂肪、胆固醇、食盐及热量的摄入，可以辅助控制高血压。

明星食材 糙米、玉米、小米、绿豆、黄豆、白菜、菠菜、芹菜、芦笋、番茄、土豆、玉米须、海带、鱼、虾皮、荠菜、洋葱、小麦等。

芹菜山楂粥

【主料】芹菜80克，山楂20克，粳米100克。

【调料】精盐适量。

【做法】①粳米淘洗干净，用冷水浸泡30分钟，捞出，沥干水分。②山楂洗净切片；芹菜洗净切粒。③锅中加入清水，放入粳米，先用大火烧沸，再用小火煮30分钟，放入芹菜粒、山楂片，继续煮10分钟，调入精盐即可。

营养专家点评 芹菜有平肝清热、除烦消肿之功；山楂营养丰富，有活血开胃的作用；粳米能提高人体免疫功能，促进血液循环。三者共煮粥可平肝清热，适用于高血压患者。

海带瘦肉粥

【主料】海带40克，猪瘦肉60克，粳米50克。

【调料】精盐适量。

【做法】①将海带泡发洗净，切碎备用；猪瘦肉洗净，切小丁；粳米淘洗干净备用。②将海带碎、猪瘦肉丁、粳米一同放入砂锅里，加适量清水煮成粥，然后加入精盐调味即可。

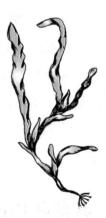

营养专家点评 此粥具有清暑解热、利湿健脾之功效，适合高血压患者食用。

玉米须蜂蜜粥

【主料】玉米须50克（鲜品100克），粳米100克。

【调料】蜂蜜适量。

【做法】①将玉米须洗净，切碎，剁成细末，放入碗中备用。②将粳米淘净，放入砂锅，加适量水，煨煮成稠粥，粥将成时调入玉米须细末，小火继续煮沸，离火稍凉后拌入蜂蜜调味即可。

营养专家点评 此粥具有滋阴泄热，平肝利尿的功效。适用于高血压患者。

● 洋葱鸡肉粥

【主料】洋葱30克，鸡腿肉、粳米各50克。

【调料】油、生姜、料酒、味精、精盐各适量。

【做法】①洋葱洗净切碎；生姜洗净切片；粳米淘洗干净；鸡腿肉切成块，汆烫后捞起。②锅中放油烧热，下洋葱粒、生姜片炒香，放入鸡腿肉块及料酒煸炒5分钟。③锅中加入清水、粳米，煲50分钟，调入精盐、味精拌匀即可。

营养专家点评 洋葱能健脾和胃、理气润肠。洋葱与鸡肉共煮粥，有利于平肝健脾。适用于高血压患者。

● 荠菜粳米粥

【主料】鲜荠菜150克，粳米100克。

【调料】可不加调料。

【做法】荠菜洗净切碎，与粳米一起放入锅内，加水适量，煮成稀粥。

营养专家点评 荠菜营养全面，味道甘美，是一种男女老幼健身防病的时令佳蔬。荠菜煮粥服食能健脾益气，平肝止血，清热利水。适合肝火上炎型高血压患者食用。

灵芝小麦粥

【主料】灵芝10克，小麦60克，糯米50克。

【调料】白糖适量。

【做法】①将灵芝切片，用纱布裹好。②糯米、小麦淘净，一起放入砂锅内，加适量清水、灵芝纱布包，用小火煮熟后捞出纱布包，加入白糖调味即可。

营养专家点评 此粥具有养心安神、益肾补虚的功效。适用于高血压患者，表现为心神不安、失眠、体倦乏力、自汗盗汗等症。

高脂血症

> **症状表现** 一般高脂血症主要表现为头晕、神疲乏力、失眠健忘、肢体麻木、胸闷、心悸等；高脂血症较重时会出现头晕目眩、头痛、胸闷、气短、心慌、胸痛、乏力、口角歪斜、肢体麻木等症状，如果延误不治，最终会导致冠心病、脑中风等严重疾病，并出现相应表现。另外，高脂血症常常伴随着体重超重与肥胖。
>
> **饮食原则** 高脂血症患者要限制摄入高脂肪食品，可以选择胆固醇含量低的食品，多吃含纤维素的蔬菜和杂粮；还应限制甜食，因为糖可在肝脏中转化为内源性三酰甘油，使血浆中三酰甘油的浓度增高；尽量以粥、汤、蒸煮菜为主，少吃煎炸食品。
>
> **明星食材** 绿豆、黄豆、玉米、燕麦、小麦、杏仁、核桃仁、山楂、小白菜、豆腐、黄瓜、冬瓜、莲藕、番茄、芹菜、大蒜、菠菜、木耳、洋葱、菇类、松仁、菊花、何首乌、决明子等。

● 海带绿豆粥

【主料】海带20克，绿豆50克，粳米100克。

【调料】精盐、胡椒粉各适量。

【做法】①将绿豆洗净，用清水泡约2小时；粳米淘洗干净，沥干水分备用；海带切丝。②汤锅置火上，加入适量清水烧开，放入粳米、绿豆，以小火煮40分钟，加入海带丝、精盐和胡椒粉，继续煮10分钟即可。

营养专家点评　海带富含膳食纤维、蛋白质和矿物质，有清热利水的功效；绿豆含大量蛋白质、维生素和矿物质，有平肝利尿、除烦健胃之功。二者与粳米共煮粥具有清热行水、平肝利水的功效。适合高脂血症、高血压、冠心病等症的辅助食疗。

● 松仁香菇粥

【主料】松子仁30克，水发香菇150克，粳米100克。

【调料】可不加调料。

【做法】①将水发香菇洗净，切成小块；松子仁、粳米洗净，备用。②锅内加水适量，放入松子仁、粳米煮粥，至五成熟时加入香菇块，再煮至粥熟即可。

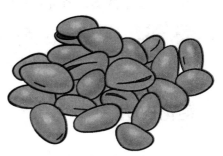

营养专家点评　此粥有滋阴养液、润肠通便等功效。适合高脂血症、高血压等人食用。

● 山楂麦芽粥

【主料】生山楂15克，炒麦芽30克，粳米50克。

【调料】白糖适量。

【做法】①将生山楂、炒麦芽煎水，去渣留汁。②将汁液加入粳米煮粥，服时加适量白糖即可。

营养专家点评　山楂有活血开胃的作用；麦芽有行气消食、健脾养胃的作用。二者与粳米共煮粥食用可健脾消食，适用于高脂血症患者。

● 三七首乌粥

【主料】三七5克，制何首乌50克，粳米100克，大枣3枚。

【调料】冰糖适量。

【做法】①将三七、制何首乌洗净放入砂锅内煎取浓汁，去渣。②取药汁与粳米、大枣、冰糖同煮为粥。

【提示】大便溏薄者忌食此粥；服制何首乌粥期间，忌吃葱、蒜。

营养专家点评 此粥有益肾养肝、补血活血之功效。适合老年性高脂血症、血管硬化、大便干燥等人食用。

● 菊花决明子粥

【主料】菊花、决明子各20克，粳米100克。

【调料】冰糖适量。

【做法】①将决明子放入砂锅内炒至微有香气，取出，待冷后与菊花煎汁，去渣取汁。②将汁液放入粳米中，加适量水煮粥，粥将熟时，加入冰糖，再煮沸即可。

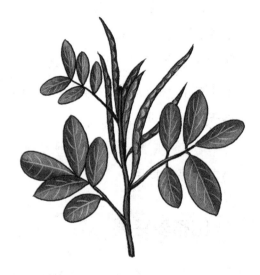

营养专家点评 此粥具有清肝明目、润肠通便的功效。适合高脂血症、高血压以及习惯性便秘等人食用。

玉米面粥

【主料】玉米面100克，粳米75克。

【调料】可不加调料。

【做法】①粳米淘洗干净，玉米面用凉水调和备用。②将粳米放入开水锅中熬煮八成熟时，再将调和好的玉米面放入锅中熬制成熟即可。

营养专家点评 玉米味甘，性平，含有较多的不饱和脂肪，有健脾开胃、利水通淋之功。适用于高脂血症患者。

冠心病

症状表现 中医将冠心病分为寒凝型、瘀血型、痰阻型、气虚型、阴虚型和气滞型。寒凝型症见突然心痛如绞，心痛彻背，心悸短气，形寒肢冷，多因气候骤冷或骤感风寒而发病或加重，苔薄白，脉沉紧或细；瘀血型症见心胸剧痛，如刺如绞、痛有定处，甚则心痛彻背，背痛彻心，面色晦暗，舌质暗红或紫暗，或有瘀斑，苔薄脉弦涩或促、结、代；痰阻型症见胸闷重而心痛，痰多气短、倦怠肢重，遇阴雨天气易发作或加重，咯吐痰涎，舌体胖大且边有齿痕，苔白腻或白滑、脉滑。气虚型症见心前区疼痛时轻时重，以隐痛为主，遇劳则发，神疲乏力，气短懒言，心悸自汗，舌质暗淡，舌体胖大，边有齿痕，苔薄白滑，脉弱无力；阴虚型症见心前区疼痛时轻时重，以隐痛为主，劳则加重，伴胸部憋闷，头晕目眩，腰酸腿软，五心烦热，潮热盗汗，虚烦不眠，或有瘀点瘀斑，苔少或花剥，脉弦细或涩；气滞型症见两胁胀痛，胸闷心痛，善太息，时而烦躁欲哭，心悸不宁，舌暗红，苔薄白，脉弦兼涩。

饮食原则 冠心病患者要多摄入富含蛋白质的食物，如瘦肉类、鱼类及豆类等，以供给必需的氨基酸，牛奶最好用脱脂牛奶；多吃新鲜蔬菜与水果，因其对心脏有保护作用；每顿饮食避免过饱，以减轻心脏负担。避免进食过多的动物性脂肪及含有大量胆固醇的食物，忌烟、酒、茶。

明星食材 玉米、黄豆、枣、山楂、菊花、芹菜、洋葱、大蒜、油菜、胡萝卜、南瓜、番茄、牛肉、莲子、桂圆、柏子仁等。

油菜枸杞粥

【主料】油菜叶50克，枸杞子30克，粳米100克。

【调料】精盐适量。

【做法】①油菜叶洗净，切碎；枸杞洗净；粳米泡发洗净。②锅置火上，加入清水，放入粳米，用大火煮至米粒绽开。③放入油菜叶、枸杞子，用小火慢慢煮至粥浓稠时，加入精盐调味即可。

营养专家点评　油菜有散血、消肿的功效；枸杞子有养肝补肾的作用，可辅助治疗肝肾阴亏、腰膝酸软、头晕等症。两者搭配煮粥有清热解毒、补肾明目之功效，可用于治疗冠心病、高血压等症的辅助食疗。

番茄海带粥

【主料】番茄半个，米饭1小碗，海带清汤250毫升。

【调料】精盐适量。

【做法】①将番茄泡在开水里，随即取出去皮，切碎。②将米饭和海带清汤倒入小锅熬煮。③煮好后加入番茄、精盐调味即可。

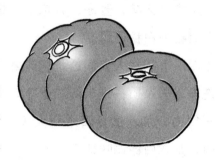

营养专家点评　番茄味酸，性微寒，有清热解毒、凉血平肝、生津止渴的作用。番茄煮粥具有清热凉血、生津止渴的功效，适合冠心病患者食用。

● 莲子芡实桂圆粥

【主料】莲子10克，芡实、桂圆肉各20克，粳米80克。

【调料】白糖适量。

【做法】①芡实洗净，煮熟，去壳，捣成细粒状；莲子去心，洗净；粳米淘洗干净。②将莲子、粳米、桂圆肉和芡实粒一同放入盛有清水的锅中。③大火煮沸再改小火熬至全部原料熟烂、粥液黏稠，调入白糖拌匀，稍煮即可。

营养专家点评 此粥有补血益气、养心安神、健脾化湿的作用。适合伴有失眠、心悸怔忡、心烦、腹泻等症状的冠心病患者食用。

● 人参麦冬粥

【主料】人参、麦冬、五味子各10克，粳米100克。

【调料】白糖适量。

【做法】①将人参润透，切成薄片；麦冬砸扁，去内梗并洗净；五味子洗净，去杂质；粳米淘洗干净。②将粳米、人参、五味子、麦冬一同置于锅内，加入适量清水用大火烧沸，再改用小火煮35分钟至粥稠米烂时，加入白糖调味即可。

营养专家点评 此粥具有补心血气、生津止渴之功效。适合心气不足型冠心病患者食用。

三仁粥

【主料】桃仁、枣仁、柏子仁各10克，粳米60克。

【调料】白糖适量。

【做法】①将桃仁、枣仁、柏子仁打碎，加水适量，大火煮沸30~40分钟，滤渣取汁。②将粳米淘净，放入锅中，倒入药汁，加适量清水，置火上烧沸，继用小火熬至粥稠。③放入白糖搅匀即可。

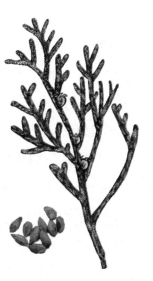

【提示】大便溏薄患者慎食此粥。

营养专家点评 此粥具有活血化瘀、养心安神、润肠通便的功效。适合瘀血内阻之胸部憋闷、时有绞痛，心失所养之心悸气短、失眠的人食用。

豆浆粳米粥

【主料】豆浆200毫升，粳米50克。

【调料】冰糖适量。

【做法】将豆浆、粳米一起煮粥，米熟后加入冰糖，再煮1~2分钟即可。

营养专家点评 此粥具有健脾补虚的作用，对动脉硬化、高血压、冠心病有较好的食疗作用。

糖尿病

> **症状表现** 糖尿病主要表现为多食、多饮、多尿、消瘦，这是糖尿病常见的三多一少的症状表现；糖尿病可引起血管、神经系统病变以及心理障碍等；可引起男性阳痿，女性性冷漠、月经失调等性功能障碍；抵抗力降低，容易出现皮肤疖肿，呼吸、泌尿、胆道系统的各种炎症，且治疗困难；糖尿病还可引起眼睛各个部位的并发症，以致出现视力减退、失明等。
>
> **饮食原则** 控制总热能是糖尿病饮食治疗的首要原则；糖尿病患者宜摄入充足的膳食纤维，以每天20～35克为宜；适当补充优质蛋白；糖尿病患者喝粥时不宜过稠，可先将米过沸水焯一下再煮粥，同时要限制含饱和脂肪酸的脂肪，如牛油、羊油、猪油等的摄入量。
>
> **明星食材** 糙米、大麦、玉米、燕麦、黑豆、苦瓜、白菜、芥菜、银耳、猴头菇、南瓜、芝麻、枸杞子、豆腐、黄鳝、胡萝卜、豌豆、山药、玉竹等。

● 胡萝卜糯米粥

【主料】胡萝卜、糯米各100克。

【调料】香菜、精盐各适量。

【做法】①将胡萝卜洗净，切成细丝；香菜剁成细末；糯米淘洗干净。

②糯米入锅加清水、胡萝卜丝，上火烧开，转用小火慢慢熬成粥，加入精盐、香菜末，拌匀即可。

营养专家点评　此粥有补脾健胃、宽中下气的作用。特别适合食欲不振、消化不良、腹胀、消渴口干等糖尿病患者食用。

●大麦豌豆粥

【主料】大麦米、绿豌豆各50克。

【调料】可不加调料。

【做法】①豌豆、大麦米分别淘洗干净，沥尽水分。②锅置火上，加入清水烧开，下入豌豆和大麦米，再次烧开，撇去浮沫，稍煮一会儿，改用小火煮至粥熟即可。

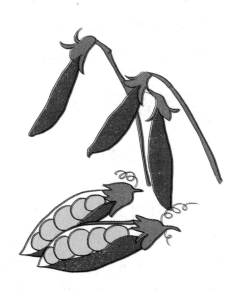

营养专家点评　豌豆有益中气、止泻痢、利小便的功效；大麦有消渴祛热、益气宽中的作用，两者合用煮粥食，香滑可口，适用于糖尿病患者。

●山药黄芪粥

【主料】山药60克，黄芪30克。

【调料】可不加调料。

【做法】将山药研粉，黄芪水煎取汁300毫升，加入山药粉搅匀煮成粥。

营养专家点评　此粥有益气生津、健脾固肾之功效。适用于糖尿病患者体质虚弱、腹泻便溏、畏寒肢冷等症。

● 麦麸南瓜粥

【主料】麦麸、粟米各50克，南瓜150克。

【调料】可不加调料。

【做法】①南瓜洗净切小块；粟米洗净。②南瓜入锅加水煮至六成熟，加入粟米，煮沸后加麦麸，熬煮至粟米熟烂即可。

营养专家点评 此粥有滋阴补肾、健脾止渴之功效。适合糖尿病、动脉硬化症、高血压、高脂血症、肥胖症等人食用。

● 玉竹粥

【主料】玉竹20克（鲜玉竹60克），粳米100克。

【调料】可不加调料。

【做法】①将玉竹洗净，切片，放入砂锅内，加水煎，去渣取浓汁。②将粳米洗净，连同煎汁放入砂锅内，加入适量水，用大火煮沸，改为小火煮约30分钟成粥。

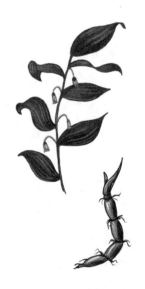

营养专家点评 玉竹味甘、微苦，为气平质润之品，善润肺补脾；粳米得天地中和之气，色白入肺，益气清热，除烦止渴。两味相合，实为滋阴润肺、生津止渴之膳食，糖尿病患者可食用。

● 南瓜百合粥

【主料】南瓜60克，百合50克，枸杞子10克，燕麦片100克。

【调料】精盐各适量。

【做法】①南瓜洗净，切丁备用。②锅中加水烧开，放入南瓜丁，用小火煮20分钟后，用勺顺时针搅动片刻，再放入百合、枸杞子煮10分钟。③加入燕麦片稍煮片刻，加精盐调味即可。

营养专家点评　南瓜可健脾养胃；百合具有滋阴清热的作用；燕麦片具有补益脾胃、润肠止汗的作用。此粥具有滋阴、清热、润肠的功效，可作糖尿病、肥胖及神经衰弱者食疗之用，也可作为日常养生健美之品。

脂肪肝

症状表现 脂肪肝主要表现为疲乏、食欲不振、右季胁痛、恶心、腹胀等肝功能障碍症状。可伴腹痛，主要是右上腹痛，偶尔中上腹痛，伴压痛，严重时有反跳痛、发热，似急腹症的表现，需要及时处理，此种表现少见。重症脂肪肝由于维生素缺乏还可伴有贫血、舌炎、外周神经炎以及神经系统症状，可有腹水和下肢水肿，其他还可有男性睾丸萎缩、阳痿，女子有闭经、不孕等症状。

饮食原则 脂肪肝患者的总体饮食原则为低糖、低脂、低胆固醇，可适当食用高蛋白食物，每日摄入蛋白质100克左右，因为蛋白质能减少肝内脂肪沉积；通过新鲜蔬菜和水果摄取充足维生素；供给足量的矿物质和膳食纤维；充分合理饮水，不可用饮料、牛奶、咖啡代替。忌食蔗糖、果糖、葡萄糖和含糖较多的糕点、饮料；忌食动物内脏、动物油等。

明星食材 燕麦、糙米、粳米、豆腐、腐竹、瘦肉、鱼、虾、脱脂牛奶、牛肉、鸡蛋、葡萄、海藻、菠菜、韭菜、茶叶、冬瓜、枸杞子、槐花、黄豆、红薯、粗粮等。

● 鸭血鲫鱼粥

【主料】鸭血、粳米各50克，鲫鱼1条。

【调料】葱白、姜、精盐、麻油各适量。

【做法】①将葱白切段；姜切末；粳米淘洗干净备用。②鲫鱼洗净、切小块，和葱白段、姜末、精盐一同放入锅中，加入适量水，大火煮沸，小火将鱼煮至烂熟。③用汤筛滤出鲫鱼汤待用。④鲫鱼汤汁加入鸭血、粳米及适量水，煮成粥，加入麻油即可。

营养专家点评 此粥清香爽口，营养丰富，软糯易嚼，可养肝血，辅治贫血，也可帮助脂肪肝患者保肝。

菠菜枸杞粥

【主料】菠菜、小米各100克，枸杞子15克。

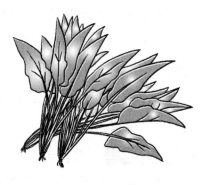

【调料】精盐、麻油各适量。

【做法】①将菠菜洗净，入沸水锅中焯一下，捞出，切成小碎段，盛入碗中备用。②将小米、枸杞子淘洗干净，放入砂锅，加水适量，大火煮沸后，改用小火煨煮1小时，待小米酥烂，调入菠菜碎，拌和均匀，加精盐、再煮至沸，淋入麻油，搅拌均匀即可。

营养专家点评 菠菜是润燥滑肠、养肝明目的佳品，因其含有丰富的类胡萝卜素、维生素C等，与能滋补肝肾、益精明目的枸杞子搭配煮粥，可以滋养肝肾，适用于脂肪肝患者。

槐花粳米粥

【主料】槐花10克，粳米30克。

【调料】红糖适量。

【做法】①将槐花洗净，水煎去渣留汁。②把槐花汁与粳米一同放入锅中，加清水，大火煮沸，小火慢熬，共煮为粥，用红糖调味即可。

营养专家点评　此粥有凉血止血、清热平肝、调经止血之效用。适合脂肪肝患者食用。

● 金枪鱼粥

【主料】金枪鱼150克，粳米100克。

【调料】精盐、麻油、白胡椒粉各适量。

【做法】①粳米清洗干净；金枪鱼从罐头中取出，沥净油待用。②粳米放入锅内加水，煮至沸腾。③加入金枪鱼煮至浓稠。④出锅前加精盐调味，淋少许麻油，撒白胡椒粉即可。

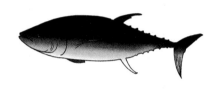

营养专家点评　金枪鱼含有丰富的高度不饱和脂肪酸，能够使人体内胆固醇的含量降低，强化肝脏功能，降低肝脏发病率。用金枪鱼煮粥可辅助缓解脂肪肝的症状。

● 红薯小米粥

【主料】红薯200克，小米100克。

【调料】可不加调料。

【做法】①将红薯去皮、洗净，切成块；小米洗净备用。②锅内加入适量清水，置大火上烧沸后，把红薯、小米同放入锅内，改用小火煮至米烂粥稠即可。

营养专家点评 红薯能将肠道内过多的脂肪、毒素排出体外，还能阻止动脉硬化的发生；小米能和中健脾，益肾气。红薯与小米共煮粥能防止血管脂肪沉积，减少动脉硬化的发生。适用于患习惯性便秘、高脂血症、冠心病、脂肪肝等人食用。

● 黄豆鲮鱼粥

【主料】黄豆50克，鲮鱼（罐装）、粳米各100克，豌豆粒适量。

【调料】葱花、姜末、精盐、胡椒粉各适量。

【做法】①粳米洗净泡30分钟；黄豆浸泡一夜，捞出用沸水焯烫除去豆腥味；豌豆焯水烫透即可。②锅中放入粳米、黄豆，加清水适量，大火煮沸，转小火慢煮1小时，待粥黏稠时下入鲮鱼、豌豆粒及胡椒粉、精盐搅拌均匀，撒上葱花、姜末即可。

营养专家点评 黄豆营养丰富，含有蛋白质、脂肪、矿物质、维生素、大豆异黄酮等物质。黄豆与鲮鱼、豌豆等搭配煮粥可补充人体所需的多种营养物质，对脂肪肝有一定的调理作用。

膀胱炎

> **症状表现** 急性膀胱炎主要表现为排尿时尿道灼痛、尿频、尿急、尿量不多、尿液混浊，有时出现血尿；慢性膀胱炎主要表现为尿频、尿急、尿痛，症状长期存在，且反复发作，但不如急性期严重。此外，膀胱炎患者还易出现腰部不适、消瘦乏力等症状。
>
> **饮食原则** 膀胱炎患者饮食上可以吃利尿性食物，如西瓜、葡萄、菠萝、芹菜、梨等。此外田螺、玉米、绿豆、葱白可帮助缓解尿频、尿急、尿痛等症状。膀胱炎患者宜多饮水，保持每日至少1500毫升以上的排尿量。忌食刺激性食物，忌食柑橘，忌喝咖啡。
>
> **明星食材** 大麦、小麦、玉米、粳米、薏苡仁、黄豆、绿豆、红糖、车前子、姜、赤小豆等。

● 玉米猪肉粥

【主料】玉米粒、猪瘦肉各100克，鸡蛋1个。

【调料】淀粉、精盐、料酒各适量。

【做法】①玉米粒淘洗干净后，放入水中浸泡2小时，捞出，沥干水分；猪瘦肉洗净、切片，加入淀粉、料酒腌渍15分钟；鸡蛋打散成蛋液。②把玉米粒倒入锅中，加适量水，开大火烧沸转小火慢煮1个小时，搅动至糊状。③将腌渍好的猪瘦肉片放入锅内，与玉米粒一起煮5

分钟。④淋入鸡蛋液，加入精盐，搅拌均匀即可。

（营养专家点评）　玉米能够开胃益智；猪肉有滋养脏腑、补中益气的作用。两者搭配煮粥能够减轻膀胱炎患者的不适症状。

车前子粥

【主料】车前子20克，粳米100克。

【调料】可不加调料。

【做法】①将车前子用布包好后水煎，②将粳米、车前子煎汁、适量清水共中同煮为粥。

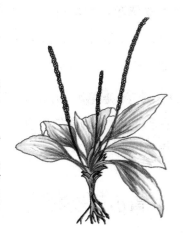

（营养专家点评）　车前子味甘，性寒，既可以单独使用，也可以配伍使用。车前子与粳米共煮粥有利水消肿、养肝明目、祛痰明目之效用。适合尿道炎、膀胱炎等人食用。

大麦红糖粥

【主料】大麦米50克。

【调料】红糖适量。

【做法】研碎大麦米，用水煮成粥后，放入红糖调味即可。

（营养专家点评）　大麦味甘，性平，有平胃止渴、消渴除热、益气调中、宽胸下气之功效。煮粥食用适用于膀胱炎患者。

四豆陈皮粥

【主料】赤小豆、绿豆、眉豆、毛豆各20克，陈皮适量，粳米50克。

【调料】红糖适量。

【做法】①粳米、绿豆、赤小豆、眉豆均泡发洗净；陈皮洗净，切丝；毛豆洗净，沥水备用。②锅置火上，倒入清水，放入粳米、绿豆、赤小豆、眉豆、毛豆，以大火煮至开花。③加入陈皮丝同煮至粥呈浓稠状，调入红糖拌匀即可。

营养专家点评　陈皮具有理气、健脾、燥湿的功效；毛豆含维生素和淀粉，有宽肠通便的作用。此粥可以帮助膀胱炎患者减缓排尿不适等症状。

青小豆麦粥

【主料】青小豆、小麦各50克，通草5克。

【调料】可不加调料。

【做法】①青小豆、小麦分别洗净。②先以500毫升清水煮通草，去渣，后加入青小豆和麦粒共煮成粥。

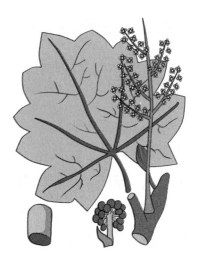

营养专家点评　此粥具有清热利水、通淋利尿的功效。适用于膀胱炎患者。

● 鸡内金赤豆粥

【主料】赤小豆、粳米各50克，鸡内金10克。

【调料】冰糖适量。

【做法】①将鸡内金洗净，研成粉末；粳米淘洗净备用。②将赤小豆、粳米一起入锅，加入适量清水，先用大火煮沸，再改用小火慢煮。③煮至粥将成时，放入鸡内金粉，加入冰糖略煮即可。

营养专家点评　此粥具有健脾利湿、消肿解毒的功效。适合膀胱炎患者食用。

乳腺炎

症状表现 乳腺炎患者初期表现为乳房肿胀疼痛；患处出现压痛性硬块，表面皮肤红热；同时可出现发热等全身症状。炎症继续发展，则上述症状加重，此时，疼痛呈搏动性，患者可有寒战、高热、脉搏加快等症状。严重急性乳腺炎可导致乳房组织大块坏死，甚至并发败血症。

饮食原则 乳腺炎患者进食要遵循"低脂高纤"饮食原则，宜多吃全麦面包、豆类和蔬菜，同时注意补充适当的微量元素。要控制动物蛋白的摄入，少吃油炸食品、动物脂肪、甜食及过多进补食品。忌辛辣刺激食物，忌温热性食物，忌烧、烤、煎、炸等温热性食物。

明星食材 小麦、玉米、大豆、牛奶、花生、大枣、榛子、杏仁、开心果、无花果、海带、银耳、黑木耳、香菇、茯苓、葡萄、猕猴桃、番茄、胡萝卜、丝瓜、芦笋、西蓝花、蒲公英、梅花、罗汉果等。

○ 蒲公英粥

【主料】蒲公英90克（干品45克），粳米100克。

【调料】可不加调料。

【做法】①将蒲公英洗净，切碎，加水煎煮，去渣取汁；粳米淘洗干净。②蒲公英汁与粳米一同入锅，加水适量，先用大火烧开，再转用小火熬煮成稀粥。

营养专家点评　此粥具有清热解毒、消肿散结的功效。适合肝炎、胆囊炎、乳腺炎等患者食用。

豆腐二仁粥

【主料】豆腐、南杏仁、花生仁各20克，粳米100克。

【调料】精盐适量。

【做法】①豆腐切小块；粳米淘洗干净泡发30分钟备用。②锅置火上，加入适量清水后，放入粳米，用大火煮至米粒开花。③放入豆腐块、南杏仁、花生仁，大火煮沸后改用小火煮至粥浓稠时，调入精盐即可。

营养专家点评　豆腐可补脾益胃，清热润燥；花生有健脾和胃、润肺化痰的功效。与南杏仁共煮粥有清热解毒之效用，可适用于乳腺炎患者。

梅花粥

【主料】白梅花5克，粳米100克。

【调料】可不加调料。

【做法】先煮粳米为粥，待粥将熟时，加入白梅花，同煮5分钟即可。

营养专家点评　此粥可疏肝理气，健脾开胃，清热解毒。适合神经官能症、乳腺炎等患者食用。

青菜罗汉果粥

【主料】青菜50克，罗汉果1个，粳米100克。

【调料】精盐、麻油各适量。

【做法】①青菜切碎；罗汉果切片，与粳米一起熬至黏稠。②加入青菜碎稍煮片刻，加精盐、麻油调味即可。

营养专家点评 罗汉果有清热解毒、清肺利咽、化痰止咳、润肠通便的功效。与青菜、粳米煮粥有利水消肿、清热解毒的功效。适合乳腺炎患者食用。

痛经

症状表现 痛经主要表现为经期疼痛。通常包括经期的腰痛、腹痛、背痛、头痛、呕吐、腹泻等。有些还伴有全身症状，如乳房胀痛、肛门坠胀、胸闷烦躁、悲伤易怒、心悸失眠、头痛头晕、恶心呕吐、胃痛腹泻、倦怠乏力、面色苍白、四肢冰凉、冷汗淋漓、虚脱昏厥等。

饮食原则 根据女性痛经不同表现的辨证需要，分别给予温通、顺气、化瘀、补虚的食品。寒凝气滞、形寒怕冷者，应吃些温经散寒的食品，如羊肉、狗肉、板栗、红糖、生姜等；气滞血瘀者，应吃些疏肝活血的食物，如芹菜、荠菜、苹果等；身体虚弱、气血不足者，宜吃些补气、补血、补肾之品，如乌骨鸡、猪瘦肉、猪血、牛肝等。另外，酒类温阳通脉，行气散寒，适当喝些米酒、曲酒或酒酿等，可起散瘀缓痛的作用。

明星食材 赤小豆、黑豆、小米、莲子、鸡蛋、牛奶、红糖、肉桂、薏苡仁、姜、大枣、海带、木耳、番茄、石榴、益母草、当归、艾草等。

当归大枣粥

【主料】当归15克，大枣5枚，粳米50克。

【调料】白糖适量。

【做法】①先将当归水煎取汁。②将粳米淘洗干净后入锅，加入大枣、白糖、当归汁，如常法煮粥，煮至米开汤稠即可。

营养专家点评 此粥有补血调经、活血止痛、润肠通便之功效。适合气血不足、月经不调、痛经、血虚头痛等患者食用。

● 益母草粥

【主料】益母草干品10克（或鲜益母草150克），粳米100克。

【调料】白糖适量。

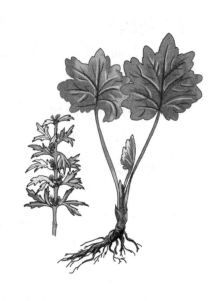

【做法】①将益母草择净，放入锅中，加清水适量，浸泡5～10分钟后，水煎取汁。②将益母草汁、粳米、适量清水共同煮粥，粥稠熟时加白糖调味即可。

【提示】也将鲜益母草洗净，捣汁，待粥熟时与白糖同入粥中，煮至粥熟即可。

营养专家点评 此粥有活血化瘀、利尿消肿的功效。适合瘀热阻滞所致的月经不调、经行不畅、痛经、闭经等患者食用。

● 枸杞艾草粥

【主料】枸杞子25克，粳米75克，艾草适量。

【调料】精盐或蜂蜜适量。

【做法】①粳米洗净，在清水中浸泡2个小时；枸杞子洗净，在温水中泡软，捞出备用；艾草洗净，切碎。②粳米加水烧开，加入枸杞子、艾草，用小火熬成粥，调入精盐或蜂蜜即可。

营养专家点评　艾草味苦、辛，性温，是传统的妇科重要用药。艾草煮粥具有止冷痛、抗凝血、理气血、温经脉、止血散寒的作用。适合经寒不调、痛经等患者食用。

● 黑豆蛋酒粥

【主料】黑豆60克，鸡蛋2枚，黄酒（米酒100毫升）。

【调料】可不加调料。

【做法】①将鸡蛋磕入碗中，用筷子打成蛋液。②将黑豆和鸡蛋液加水同煮，煮熟之后，加入黄酒再次煮开即可。

营养专家点评　此粥有调中、补血、止痛的功效。适合气血虚弱所导致的痛经患者食用。

● 肉桂粳米粥

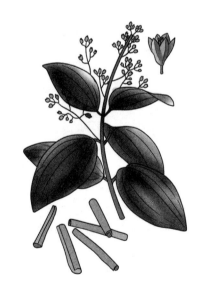

【主料】肉桂3克，粳米100克。

【调料】红糖适量。

【做法】将肉桂煎取浓汁去渣。粳米煮粥，待粥煮沸后，调入肉桂汁及红糖，同煮为粥即可。

营养专家点评　此粥具有补阳气、暖脾胃、散寒止痛的功效。适合肾阳不足、畏寒怕冷、四肢发冷、小便频数清长、脉搏微弱无力、脾阳不振、脘腹冷痛、饮食减少、大便稀薄、呕吐、肠鸣腹胀、消化不良，以及寒湿腰痛、妇人虚寒性痛经等患者食用。

● 姜汁薏苡仁粥

【主料】干姜、艾叶各10克，薏苡仁30克，粳米100克。

【调料】可不用调料。

【做法】①锅中放凉水，薏苡仁和粳米洗净后放入锅中，大火烧开后转小火煮至微烂。②另起小锅，干姜、艾叶洗净后放入小锅，加入少许凉水，大火烧开后小火熬制。③小锅中汁液颜色变深气味浓郁时即可关火，将干姜和艾叶的残渣捞出。④将制好的姜汁加入薏苡仁粥中，再熬煮20分钟即可。

营养专家点评 此粥具有温经化瘀、散寒除湿及润肤的功效。适合寒湿凝滞型痛经患者食用。

月经不调

> **症状表现** 月经不调是妇科最常见的疾病之一，月经的期、量、色、质的任何一方面发生改变，均称为月经不调。月经不调主要表现为经期提前、经期延迟、经期延长、月经先后不定期、经量过多、经量过少等。
>
> **饮食原则** 月经不调患者的饮食宜清淡、易消化、富含营养。可以多吃豆类、鱼类等高蛋白食物，并增加绿叶蔬菜、水果的摄入量，也要多饮水，以保持大便通畅，减少骨盆充血。月经期会损失一部分血液。因此，月经后期需要多补充含蛋白质及铁、钾、钠、钙、镁的食物，如肉、动物肝、蛋、奶等。要防止过度节食，戒烟限酒，不宜过食辛辣、生冷食品。
>
> **明星食材** 小麦、小米、玉米、糯米、油菜、小白菜、芹菜、番茄、胡萝卜、红花、玫瑰花、月季花、牛肉、羊肉、兔肉、鸡肉、鱼类、蛋类、莱菔子、小茴香、阿胶、山楂、荠菜等。

● 莱菔子二头粥

【主料】莱菔子20克，枸杞菜30克，马兰头50克，粳米100克。

【调料】可不加调料。

【做法】①将莱菔子（俗称萝卜子）洗净，放入纱布袋中，扎紧袋口。

②将枸杞菜、马兰头洗净，与纱布袋及淘洗干净的粳米同入砂锅，加适

量水，大火煮沸，改用小火煨煮30分钟，取出莱菔子药袋，继续用小火煨煮成粥即可。

（营养专家点评）　此粥有疏肝理气、解郁调经的功效。适合肝郁气滞型月经先后不定期、月经量或多或少等患者食用。

● 小茴香粥

【主料】小茴香3克，粳米50克。

【调料】可不加调料。

【做法】①将小茴香去净杂质，研为细末。②将粳米淘洗干净入锅，加适量清水，用大火煮沸，再转用小火熬煮成稀粥，待粥熟时加入小茴香，稍煮即可。

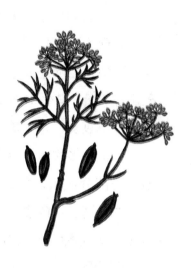

（营养专家点评）　此粥具有温经散寒、止痛调经的功效。适合血寒型月经延后、月经量少、闭经等患者食用。

● 人参桂圆糯米粥

【主料】白参3克，桂圆肉10克，糯米50克。

【调料】可不加调料。

【做法】①将白参研成细末。②桂圆肉与淘洗的糯米煮稠粥，粥成时加入白参细末，再煮沸即可。

（营养专家点评）　益气摄血。适合气虚型月经量过多或月经延后、月经量少等患者食用。

● 荠菜粥

【主料】鲜荠菜250克（干荠菜90克），粳米100克。

【调料】可不加调料。

【做法】①将鲜荠菜洗净，切碎，备用。②把粳米淘洗干净，放入锅中，加适量水，放入切碎的荠菜，先大火煮沸，再用小火熬煮成粥即可。

营养专家点评 本粥具有清热凉血、益气补虚的功效。适合血热型月经超前、月经量多者食用。

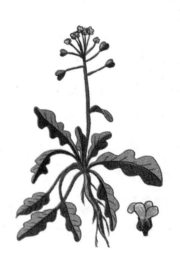

● 黄芪阿胶粥

【主料】黄芪、阿胶各30克，糯米100克。

【调料】红糖15克。

【做法】①将阿胶块捣碎，放入铁锅中，炒至黄色，研为细末，备用。②将黄芪洗净，切成薄片，与淘洗干净的糯米同放入砂锅中，加适量水，大火煮沸，改用小火煨煮30分钟，调入阿胶粉及红糖，继续用小火煨煮至粥黏稠即可。

营养专家点评 本粥有养血调经的功效。适合血虚型月经延后、月经量少等患者食用。

● 青皮山楂粥

【主料】青皮10克，生山楂30克，大米100克。

【调料】可不加调料。

【做法】①将青皮、生山楂分别洗净、切碎后一同放入砂锅，加适量水，浓煎40分钟，去渣取汁，待用。②将大米淘洗干净，放入砂锅，加适量水，用小火煨煮成稠粥，粥将成时加入青皮山楂浓煎汁，拌匀，继续煨煮至沸即可。

营养专家点评 行气活血，调经止痛。适合气滞血瘀型月经延后、月经量少、痛经等患者食用。

带下病

症状表现 带下病主要有体虚带下和湿热带下两种。体虚带下表现为白带量多、清稀如水，小腹部发冷肿胀，或隐隐作痛，并伴有面色黄白，身体乏力，手足不温，或大便溏软；湿热带下表现为带下黄白或黄赤，液质黏稠有臭味，量多，小腹胀痛或有热感，甚或阴道瘙痒，并伴有口苦、恶心呕吐、饮食不香。

饮食原则 凡属体虚的带下病，系因脾肾阳虚、寒湿内蕴所致，在饮食营养方面，应忌食生冷、瓜果、冷饮以及坚硬难消化的食品，可食用瘦肉、蛋类、肝类，荔枝、桂圆、山药、橘饼等滋补食物。若属于湿热的带下病，多因肝脾不和、湿蕴化热所致，一般宜多食清淡食物，如薏苡仁、赤小豆、冬瓜、丝瓜之类，忌食厚味滋补。

明星食材 绿豆、薏苡仁、糯米、羊肾、羊肉、牛肉、鹿茸、阿胶、鸡蛋、豆浆、牛奶、白果、板栗、胡桃、西瓜、丝瓜、荠菜、苋菜、紫菜、冬瓜、山药、鱼腥草、扁豆、银耳、莲子等。

羊肉山药粥

【主料】羊肉500克，山药、粳米各50克。

【调料】生姜、葱、胡椒粉、料酒、精盐各适量。

【做法】①把羊肉入沸水中汆去血水；将山药用清水焖透后切片；生

姜、葱切丝。②山药与羊肉同煮，放入葱丝、生姜、胡椒粉、料酒，大火烧沸后去浮沫，再以小火炖至酥烂。③羊肉捞出切片，放入碗中，把原汤连山药一同倒入羊肉碗中。④粳米加水煮粥至八成熟时，再将羊肉碗中的食物倒入粥内同煮片刻，加入精盐、味精调味即可。

【营养专家点评】 此粥具有益气补虚、温中暖下的功效。适合虚劳羸瘦、妇女带下病、产后虚冷等患者食用。

● 鱼腥草粥

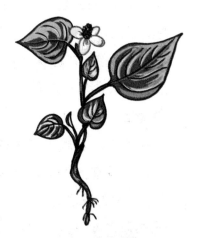

【主料】鱼腥草30克（鲜者加倍），粳米100克。

【调料】白糖适量。

【做法】①将鱼腥草择净，放入锅中，加清水适量，浸泡5～10分钟后，水煎取汁。②鱼腥草汁加粳米及适量水煮粥，粥熟时加白糖调味。

【提示】或将鲜鱼腥草择洗干净，切细，待粥熟时调入粥中，加入白糖，再煮沸即可。

【营养专家点评】 鱼腥草味辛，性寒，归肺、肝经，有清热解毒、行水消肿、利尿通淋之功。鱼腥草与粳米同煮粥有清热解毒、消痈排脓、利尿通淋的功效效。适合痰热壅滞所致的肺痈吐血、肺热咳嗽、带下病等患者食用。

● 白果腐竹粥

【主料】白果12克，腐竹50克，粳米100克。

【调料】可不加调料。

【做法】将白果去壳皮，同腐竹、粳米同煮为粥即可。

营养专家点评　此粥具有养胃、清肺热、固肾气的功效。适合脾虚带下等患者食用。

● 莲肉糯米粥

【主料】莲子30克，白果15克，糯米100克。

【调料】胡椒适量。

【做法】将莲子、白果、胡椒捣碎，和糯米一同放入砂锅内，加水适量，煮粥。

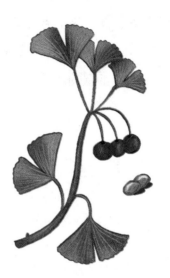

营养专家点评　莲肉具有益肾、补脾、固涩的作用；白果功擅止带浊；胡椒有温中暖胃的功用；糯米，《本草纲目》称其能"暖脾胃，止虚寒带下"。此粥有补脾益肾、固涩收敛的功用，适合白带过多的患者食用。

● 白扁豆花粥

【主料】白扁豆花（干）10~15克，粳米100克。

【调料】可不加调料。

【做法】①扁豆花研成粉末。用小火慢煮，再沸变稠即可。②将粳米加水煮成稀粥，到入扁豆花末。

营养专家点评　此粥具有健脾和胃、除湿止带的作用，适用于带下病患者。

● 银耳莲子粥

【主料】银耳20克，莲子、香米各100克。

【调料】冰糖适量。

【做法】①银耳用温水泡发；莲子煮熟去心。②把香米煮成粥，放入银耳、莲子和冰糖，用温火略煮即可。

营养专家点评 莲子为补养元气之珍品，故中医处方叫"莲肉"，具有补脾益肺、养心安神、益肾、固肠等作用。银耳具有补肾润肺、生津止咳之功效。同煮粥有补气和血、固涩除湿的功效，适合妇女带下患者食用。

缺铁性贫血

症状表现 缺铁性贫血主要表现为面色萎黄或苍白，倦怠乏力，食欲减退，恶心嗳气，腹胀腹泻，吞咽困难；头晕耳鸣，甚则晕厥，稍活动即感气急，心悸不适。伴有冠状动脉硬化患者，可促发心绞痛。妇女可有月经不调、闭经等。

饮食原则 缺铁性贫血患者平时需要多吃富含铁的食物。动物性食物中肝脏、血豆腐、蛋黄及肉类中铁的含量高，吸收好。多摄入高蛋白食物，能够促进铁的吸收和合成血红蛋白。多摄入富含维生素C的食物。此外，还要克服长期偏食、素食等饮食习惯。

明星食材 动物肝脏、肾、鸭肫、乌贼、海蜇、虾米、蛋黄、芝麻、海带、黑木耳、紫菜、香菇、腐竹、腐乳、芹菜、荠菜、大枣、葵花子、核桃仁、黄豆、黑豆、羊骨、黄芪、菠菜等。

猪肝粳米粥

【主料】猪肝100~150克，粳米100克。

【调料】葱、姜、麻油、精盐各适量。

【做法】①将猪肝洗净切碎；粳米淘洗干净；葱、姜切丝。②将猪肝与粳米一同入锅，加适量水及葱丝、姜丝，先用大火烧开，再转用小火熬煮成稀粥，加麻油、精盐调味即可。

营养专家点评 此粥具有益血、补肝、明目的功效。适合血虚萎黄、贫血等患者食用。

● 黄芪鸡汁粥

【主料】母鸡1只（1000～1500克），黄芪15克，粳米100克。

【调料】可不加调料。

【做法】①将母鸡去毛及内脏，洗干净，浓煎为鸡汁。②取黄芪水煎2次取汁，加适量鸡汤及粳米共煮成粥。

【提示】感冒发热、外邪未尽者忌食此粥。

营养专家点评 此粥有益气血、填精髓、补气升阳、固表止汗的作用。适合久病体虚、气血双亏、营养不良的贫血患者食用。

● 羊骨大枣粥

【主料】羊骨500克，大枣15枚，粳米100克。

【调料】可不加调料。

【做法】① 将羊骨（以腿骨为佳）斩成2段；大枣去核；粳米淘洗干净。②羊骨加水用小火煮1小时，捞起骨，将骨髓剔于汤中，加入粳米、大枣共煮成粥。

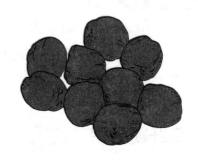

营养专家点评 此粥具有补脾益血、滋肾健骨的功效。适用于肾虚血亏的患者食用。

● 菠菜粥

【主料】菠菜100克，粳米100克。

【调料】精盐适量。

【做法】①将菠菜洗净，在沸水中烫一下，切段；粳米淘净。②粳米放入锅内，加水适量，煮至米熟时，将菠菜放入锅中，继续煮成粥时放入精盐调味即可。

【提示】患有尿路结石、肠胃虚寒、大便溏薄、脾胃虚弱等症的患者不宜食此粥。

营养专家点评 菠菜味甘，性凉，归大肠、胃经，可补血止血，利五脏，通肠胃，调中气，活血脉，敛阴润燥，滋阴平肝，助消化。菠菜煮粥有补血止血、敛阴润燥之功效。适合缺铁性贫血、大便秘结及高血压患者食用。

● 猪肝瘦肉粥

【主料】猪肝、猪瘦肉、粳米各50克。

【调料】油、精盐各适量。

【做法】①将猪肝、猪瘦肉洗净，剁碎，加油、精盐拌匀。②将粳米洗干净，放入锅中，加清水适量，煮至粥将熟时加入拌好的猪肝、猪瘦肉，再煮至肉熟即可。

营养专家点评 猪肝含有丰富的铁、磷，均是造血不可缺少的原料，它还富含蛋白质、卵磷脂和微量元素。猪肝与瘦肉及粳米共同煮粥有健脾益气之功效。适合缺铁性贫血患者食用。

● 荠菜鸡肝粥

【主料】荠菜120克，鸡肝60克，粳米100克。

【调料】可不加调料。

【做法】①将鸡肝去杂，洗净，放入沸水锅内焯熟，捞出，沥干水分，切成碎末；荠菜洗净，切成碎末；粳米淘洗干净，备用。②锅内加水适量，放入粳米煮粥，八成熟时，加入鸡肝末、荠菜末，再煮至粥熟即成。

营养专家点评 荠菜味甘，性平，有清热止血、平肝消肿、和脾利水等功效；鸡肝味甘，性微温，有补肝益肾、养血补血等功效。二者与粳米共煮粥具有清热止血、养血补血的功效。适用于缺铁性贫血等症的辅助治疗或预防。

阳痿

症状表现　阳痿主要表现为房事不举；还可表现为举而不坚，不能持久。阳痿若以命门火衰为因者，常兼见头晕耳鸣、面色㿠白、畏寒肢冷、精神萎靡、腰膝酸软、精薄清冷、舌淡苔白、脉沉细等；阳痿若以心脾受损为因者，常兼见精神不振、面色不华、夜不安寐、胃纳不佳、苔薄腻、脉弦细等；阳痿若以恐惧伤肾为因者，常兼见胆怯多疑、心悸易惊、精神苦闷、寐不安宁、苔薄腻、脉弦细等；阳痿若以肝郁不舒为因者，常兼见情绪抑郁、烦躁易怒、胸胁胀闷、苔薄脉弦等；阳痿若以湿热下注为因者，常兼见阴囊潮湿、下肢酸困、小便黄赤、苔黄腻、脉濡数等。

饮食原则　阳痿患者食疗应遵循温阳补肾、益精壮阳的原则，除加强一般营养外，宜多吃一些具有益肾壮阳的食物，如韭菜、鸡肉、海虾、泥鳅、鹌鹑蛋等。宜补充锌，含锌较多的食物，如鸡肝、牛肉、牡蛎、蛋等；宜多吃动物内脏；宜常吃含精氨酸较多的食物，如银杏、山药、黄鳝、海参、章鱼等；阳痿伴有失眠和神经衰弱者，晚饭后宜饮有安神作用的汤药，如酸枣汤、五味子饮等，以保证睡眠。

明星食材　糙米、核桃仁、鱼鳔、鳗鱼、甲鱼、驴肉、狗肉、羊肉、鹿肉、鹿肾、猪肾、泥鳅、虾、杜仲、地黄、菟丝子、鞭菜、韭菜、山药、肉桂、生地黄等。

● 泥鳅二黑粥

【主料】泥鳅200克，黑芝麻、黑豆各60克。

【调料】料酒、葱末、姜末、精盐各适量。

【做法】①黑豆淘洗干净，用冷水浸泡2小时以上，捞出，沥干水分。②泥鳅洗净，放入碗内，加入料酒、葱末、姜末、精盐，上笼蒸至熟透，去骨刺备用。③锅中加入适量清水，将黑芝麻、黑豆放入，先用大火烧沸，搅拌几下，然后改用小火熬煮。④粥熟时放入泥鳅肉，再稍煮片刻，加入葱末、姜末调味即可。

营养专家点评　黑豆为肾之谷，归肾经，具有健脾利水、消肿下气、滋肾阴的功效；泥鳅味甘，性平，具有补中益气、利尿除湿的作用。这道黑豆泥鳅粥可养肾滋阴，适用于男性阳痿患者。

● 韭菜粥

【主料】韭菜50克（或韭菜子10克），粳米100克。

【调料】精盐适量。

【做法】①韭菜洗净切末（韭菜子研为细末）；粳米淘洗干净。②先煮粳米为粥，待粥快成时，加入韭菜末或韭菜子细末、精盐，同煮成粥即可。

营养专家点评　韭菜又名起阳草、壮阳菜，是一种温补肾阳的食物。与粳米同煮为粥，可补肾壮阳，固精止遗，健脾胃。适合脾肾阳虚所致的阳痿、早泄、小便频数、腰膝酸冷、腹中冷痛、泄泻等患者食用。

◉ 生地玄参粥

【主料】鲜生地黄150克，鲜玄参、核桃仁各10克，粳米50克。

【调料】冰糖适量。

【做法】①将鲜生地黄、鲜玄参捣烂，用纱布绞取汁液。②粳米淘洗干净后与核桃仁一同放入锅中煮粥。③将鲜生地黄汁、鲜玄参汁调入，小火稍煮片刻，加冰糖即可。

【提示】脾胃虚寒、食少便溏者不宜食用此粥。

营养专家点评 生地黄归心、肝、肾经，具有滋阴降火、养阴生津的作用；玄参味甘、苦、咸，性微寒，归肺、胃、肾经，具有清热凉血生津、滋阴润燥的功效；核桃味甘，性温，归肾、肺、大肠经，有补肾、固精强腰的功效。三者与粳米共煮粥有滋阴降火、益肾养阴的作用。适合肾精不足、阴虚火旺型阳痿患者食用。

◉ 锁阳羊肉粥

【主料】锁阳20克，羊肉250克，葱头1个，粳米60克。

【调料】精盐、生姜各适量。

【做法】①羊肉洗净切块；葱头、生姜洗净切丝；粳米淘洗干净。②将锁阳用砂锅水煎取汁，加入羊肉块、粳米及适量清水一起煮粥。③粥成时加入葱头丝，调入精盐、生姜丝即可。

营养专家点评 此粥具有补肾阳、益精血、强筋骨之功效。适合肾阳不足、阳痿早泄、腰膝冷痛、夜尿频数、畏寒怕冷等患者食用。

● 菟丝子粥

【主料】菟丝子、补骨脂各15克，粳米100克。

【调料】白糖适量。

【做法】①先将菟丝子、补骨脂共捣烂，加水适量煎煮，纱布滤去渣，取药液。②粳米加水及药液共同煮粥，粥成后加入白糖调味即可。

营养专家点评　菟丝子具有补肾益精、养肝明目之功效。与能治疗肾阳不足的补骨脂共煮粥有温肾壮阳、养肝明目的功效。适合肾阳虚所致腰膝冷痛、头晕眼花、阳痿、早泄、夜间尿多或小便余沥等患者食用。

● 羊肾韭菜粥

【主料】羊肾1对，羊肉100克，韭菜150克，枸杞子30克，粳米80克。

【调料】可不加调料。

【做法】①将羊肾对半切开，切成丁状。羊肉、韭菜洗净切碎。②将羊肾、羊肉、枸杞子、粳米放锅内，加水适量，小火煮粥，待快煮熟时放入韭菜，再煮沸即可。

营养专家点评　此粥具有补肾气、益精髓的作用，适用于肾虚引起的阳痿。

遗精

症状表现 遗精是指已婚者不因性交而精液自行泄出，或未婚成年男子频繁发生精液遗泄，每周多于两次，并伴有其他不适的症状。中医将有梦而遗者称为"梦遗"，无梦而遗，甚至清醒时精液自行滑出者称为"滑精"。常见伴随症状有头昏、耳鸣、健忘、心悸、失眠、腰酸、精神萎靡等。

饮食原则 遗精患者饮食宜多摄入有补肾、固精、壮阳、安神作用的食物。宜食高蛋白营养丰富的食物；宜多吃清淡的食物，如各种水果和蔬菜，如猕猴桃、葡萄、木瓜、荔枝等。禁食过于肥甘、辛辣之品。不酗酒，不饮浓茶、咖啡。不要妄服温阳补肾之保健品。

明星食材 薏苡仁、荞麦、海带、紫菜、甲鱼、鲈鱼、海参、海蜇、泥鳅、羊肾、猪肾、木耳、大头菜、橄榄、茄子、无花果、绿豆芽、苋菜、芹菜、韭菜、冬瓜、乌梅、柿饼、核桃、芝麻、莲子、肉苁蓉等。

猪肾鸡蛋糯米粥

【主料】猪肾1只，鸡蛋1枚，糯米60克。

【调料】精盐、麻油各适量。

【做法】①猪肾去筋膜切片；鸡蛋打碎加入精盐、麻油拌匀；糯米淘洗干净。②糯米煮粥，将成时加入鸡蛋液、猪肾稍沸即可。

营养专家点评　猪肾味咸，性平，具有理肾气、通膀胱、消积滞之功效；鸡蛋味甘，性平，能补阴益血，除烦安神，补脾和胃；糯米是一种温和的滋补品，有补虚、补血、健脾暖胃、止汗等作用。本粥有补肾健脾之功效，适合病后体虚、脾肾不足、腰酸腰痛、遗精、盗汗、耳鸣者食用。

○ 冬虫夏草粥

【主料】冬虫夏草10克，瘦猪肉50克，小米100克。

【调料】可不加调料。

【做法】①将冬虫夏草用布包好；瘦猪肉切成细片；小米淘洗干净。②将冬虫夏草药包与小米、瘦猪肉一起放入锅中，加水适量煮粥，待粥熟时，取出药包即可。

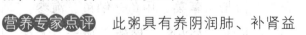

营养专家点评　此粥具有养阴润肺、补肾益精、补虚损的功效。适合肺肾阳虚或阴虚、虚喘、阳痿、遗精、自汗、盗汗、病后久虚不复等的食疗。

○ 芡实核桃粥

【主料】芡实50克，核桃仁、莲子肉各30克，大枣10枚。

【调料】白糖适量。

【做法】①芡实研粉；核桃仁上锅小火炒焦研粉；莲子肉用温水浸泡20分钟；大枣去核。②用凉开水将芡实粉、核桃仁粉打成糊状；将莲子肉、大枣煮熟。③将粉糊放入滚开汤水中蒸煮，将熟时加入莲子肉、大枣，粥熟后加入白糖即可。

营养专家点评 此粥有补脾益肾、固精止遗的作用。适合脾肾两虚所致的遗精患者食用。

○ 羊肾粳米粥

【主料】羊肾100克，粳米100克。

【调料】精盐、生姜各适量。

【做法】①将羊肾剖开，去白色筋膜，清洗干净；将粳米淘洗干净备用，生姜切末。②将羊肾放入锅内，加入清水，煮沸成汤。③将粳米倒入羊肾汤内，先用大火煮沸，再用小火煎熬20～30分钟，以米熟烂为度。④粥成后加精盐、生姜末调味即可。

营养专家点评 此粥有补肾益气、养精填髓的作用。适合肾虚劳损、阳痿、遗精、腰脊酸痛、尿频、遗尿等患者食用。

○ 苁蓉羊肉粥

【主料】肉苁蓉20克，羊肉100克，粳米100克。

【调料】葱白、生姜、精盐各适量。

【做法】①将羊肉洗净切丝；葱白、生姜切碎末备用。②用砂锅先煎肉苁蓉，取汁去渣，放入羊肉丝和适量水与粳米同煮。③待粥将煮好时，加入精盐、葱末、生姜末调味即可。

营养专家点评 此粥有良好的补肾助阳、健脾养胃之功效。适合肾虚遗精、阳事不举、阳痿等患者食用。

● 韭菜子粥

【主料】韭菜子10克，粳米100克。

【调料】精盐适量。

【做法】①将韭菜子研为细末；粳米淘洗干净备用。②粳米加清水适量煮粥，待熟时，调入研细的韭菜子末、精盐等，煮为稀粥即可。

营养专家点评　此粥具有补肾助阳、固精止遗、健脾暖胃的功效。适合脾肾阳虚所致的腹中冷痛、泄泻或便秘、虚寒久痢、阳痿、早泄、遗精、小便频数、腰膝酸冷、痛经、崩漏不止等患者食用。

慢性前列腺炎

症状表现 中医学认为，慢性前列腺炎有虚证和实证之分。虚证多因脾肾虚弱、湿浊内阻所致，症状表现为尿频、尿白、大便不畅，并伴有腰膝酸软、头昏失眠、气短体倦、脉多虚弱等。实证多因湿热下注、蕴结下焦、气化不利，症状表现为解尿灼热涩痛、发热、腰酸、下阴胀痛、脉多弦数。

饮食原则 前列腺炎患者的饮食应该以清淡而又富于营养的食物为主。多吃干果、杂粮，如赤小豆、绿豆、核桃仁、芝麻等既含有丰富的微量元素和大量B族维生素，又具有清热、降火、杀虫、润肠等作用的食物。吃利尿通淋、清热解毒、化湿利水的食物，如冬瓜、黄瓜、荸荠、甘蔗、西瓜等。忌食或少食煎炒油炸、辛辣燥热之物，如咖啡、可可、烈酒等。

明星食材 黄豆、绿豆、鱼、猪肝、虾、贝类、紫菜、芝麻、花生、南瓜子、核桃仁、藕、山药、胡萝卜、冬瓜、西瓜、苹果、甘蔗、芡实、竹叶、枸杞子、赤小豆等。

莲须芡实粥

【主料】莲须8克，芡实16克，粳米50克。

【调料】可不加调料。

【做法】把莲须、芡实水煎取汁去渣，与粳米同煮成粥。

营养专家点评 此粥具有利尿通淋、益气泄浊的功效。适用于慢性前列腺炎患者。

◉ 竹叶玉米须粥

【主料】新鲜淡竹叶50克，玉米须25克，粳米100克。

【调料】可不加调料。

【做法】①先将新鲜淡竹叶和玉米须加水煎取药汁约500毫升。②粳米加水常规煮粥，半熟时倒入药汁，小火慢熬，待粥稠色碧时即可。

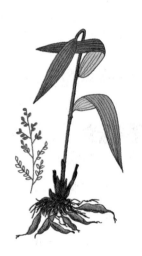

营养专家点评 中医学认为，淡竹叶擅长于清心经之火，主治心经实热所引起的烦热、尿赤、口舌生疮、舌质红、大便秘结诸症。与玉米须同煮粥有增强利尿、通窍止淋的作用，适合慢性前列腺炎患者食用。

◉ 参芪杞子粥

【主料】党参、黄芪各30克，枸杞子10克，粳米100克。

【调料】精盐适量。

【做法】①将党参、黄芪同放砂锅内，加适量清水，用中火煎汁。②将枸杞子、粳米共放进另一锅内煮粥。③待煮至粥半熟时，倒入参芪药汁再煮成粥，加精盐调味即可。

营养专家点评 此粥具有健脾、补肺、益肝肾的作用。适合慢性前列腺炎、脾肾亏虚以及病后体虚、营养不良者食用。

赤小豆鱼粥

【主料】赤小豆50克，鲤鱼（或鲫鱼）500克，粳米100克。

【调料】葱花、生姜末、胡椒粉、黄酒、精盐各适量。

【做法】①将鲤鱼（或鲫鱼）用清水洗一遍，去鳞、鳃及内脏，洗净待用；将赤小豆拣去杂质，洗净；粳米淘洗干净待用。②把鲤鱼（或鲫鱼）放入锅内，加入葱花、生姜末、黄酒、胡椒粉及适量清水，用大火煮沸，转用中火煮至鱼肉熟烂，用汤筛过滤去鱼刺。③把粳米、赤小豆一起放入鱼汤锅内，添入适量清水，大火煮沸，改用小火煮至米开花、豆烂时，加精盐调味即可。

营养专家点评　赤小豆能清热解毒和利水，鲤鱼亦有利水的作用。二者共煮粥有健脾开胃、清热解毒、利湿退黄的作用。适用于湿热下注型前列腺炎患者。

赤小豆花生枣粥

【主料】赤小豆、生花生仁各50克，大枣5枚，粳米100克。

【调料】冰糖适量。

【做法】①将赤小豆、生花生仁分别淘洗干净，用清水浸泡后捞出；大枣洗净，剔去枣核；粳米淘洗干净。②锅内放入清水、赤小豆、生花生仁、大枣、粳米，先用大火煮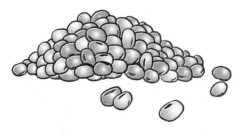沸后，改用小火慢熬至粥成。以冰糖调味即可。

营养专家点评　赤小豆有利水消肿、清热解毒的功效；花生米含丰富的营养成分，能补充人体矿物质，俗称"长生果"，有和胃补脾之功；大枣有益气健脾之功效，对于脾气不足引起的排尿不畅等症有效。三物共煮为粥，适用于慢性前列腺炎患者。

● 车前通草绿豆粥

【主料】车前子60克，通草10克，陈皮15克，绿豆50克，高粱米100克。

【调料】可不加调料。

【做法】①绿豆、高粱米用清水浸泡4~5小时。②车前子、陈皮、通草洗净，用纱布袋装好，煎汁去渣。③将煎好的汁加入绿豆和高粱米中，加适量水，煮粥即可。

营养专家点评 此粥具有利尿通淋的作用。适合老年人前列腺炎、小便淋痛等患者食用。

附 录

爽口易做的佐粥小菜

 简单易做凉拌小菜

● 爽口小黄瓜

【主料】黄瓜1根。

【调料】精盐、蚝油、麻油、辣椒酱、陈醋、白糖各适量。

【做法】①黄瓜洗干净，从中剖开，用刀将黄瓜拍扁，再切成小段。②将黄瓜段放入碗内，放入蚝油、精盐、麻油、白糖、陈醋、辣椒酱拌匀。③拌匀后，盖上保鲜膜移入冰箱冷藏10~20分钟再食用。

【特点】本品是一道清脆爽口、咸鲜适口、适宜夏季食用的凉拌菜。

● 皮蛋豆腐

【主料】嫩豆腐250克，皮蛋100克。

【调料】大蒜、精盐、酱油、米醋、麻油、姜、葱、味精各适量。

【做法】①皮蛋剥去壳，洗净，切小块；豆腐划成块；葱、姜洗净，切末；大蒜捣成泥。②豆腐、皮蛋盛入碗中，加酱油、米醋、精盐、蒜泥、葱末、姜末、味精、麻油拌匀即可。

【特点】本品比较清淡、可口，是家庭常做的小菜之一。而且价廉物美，材料易于购买。

● 手撕桔梗条

【主料】鲜桔梗300克。

【调料】大蒜、辣椒粉、芝麻、精盐、糖、味精、麻油各适量。

【做法】①新鲜的桔梗洗净，刮皮，大蒜切碎。②先切成寸段，再切成薄片，然后手撕成条。③用精盐拌匀桔梗条，反复手搓去苦味。④把搓过的桔梗条在清水中浸泡2小时，中间换2次水。⑤捞出桔梗条，挤干水分，用精盐拌匀腌制10分钟。⑥加入大蒜、糖和味精拌匀，撒上辣椒粉和芝

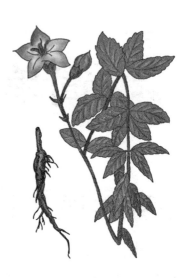

麻。⑦起锅热油，油热后，趁热浇在辣椒粉和芝麻上，拌匀即可。

【提示】新鲜的桔梗苦味很重，需要浸泡一段时间才可入菜。

【特点】凉拌桔梗吃起来嚼劲十足，其本身的味道是清甜微苦，加上自己喜欢的调味，是一道很不错的佐粥小菜。

● 糖醋穿心莲

【主料】穿心莲250克。

【调料】白糖、苹果醋、精盐、麻油各适量。

【做法】①穿心莲洗净后沥干水分，放进大碗中。②将精盐、白糖、苹果醋、麻油调成凉拌汁，浇在穿心莲上即可。

【提示】如果焯水的话，一定要迅速，水烧开后，倒入洗净的穿心莲，马上关火，时间控制在1分钟内。捞出后用冰水迅速降温，以防颜色变黄。也可在焯水时在水中加少许精盐及几滴食用油，这样也可以使穿心莲的颜色翠绿，口感脆嫩。

【特点】本品鲜嫩爽脆，非常可口。

● 凉拌三丝

【主料】芹菜、豆腐皮、胡萝卜各150克。

【调料】熟白芝麻、大蒜、精盐、米醋、麻油、生抽各适量。

【做法】①芹菜洗净切丝；豆腐皮切丝；胡萝卜洗净后去皮切丝；大蒜切末备用。②锅中水煮开后，放入芹菜丝、豆腐丝和胡萝卜丝，芹菜稍有变色即可捞出。③将芹菜丝、豆腐皮丝、胡萝卜丝放入大碗中，加入精盐、蒜末、麻油、生抽、米醋拌匀，最后撒入熟白芝麻即可。

【特点】凉拌三丝，非常清爽，颜色缤纷，营养丰富。其中芹菜含铁量较高，是缺铁性贫血患者的佳蔬。

● 香拌西蓝花梗

【主料】西蓝花梗600克，胡萝卜一小段，干辣椒2～3个。

【调料】油、葱花、花椒、精盐、白糖、醋、生抽、麻油各适量。

【做法】①西蓝花梗去掉外面老皮清洗干净；胡萝卜清洗干净。②西蓝花梗和胡萝卜切成细丝焯水后过凉控干水分装入碗内。放入炒香的花椒、葱花、干辣椒，调入精盐、白糖、醋、生抽、麻油，然后搅拌均匀。③炒锅热锅加油，微热放入花椒、葱花、干辣椒小火炒香。④拌好的西蓝花梗装盘即可。

【提示】如果喜欢脆的，焯水时候水开下去搅拌一下就可以捞出来以保持脆爽。喜欢稍微软一些的，可以开锅捞出。

【特点】本品经济实惠，清脆爽口。比较适合佐粥食用。

风味独特腌制小菜

● 腌黄瓜

【主料】鲜嫩黄瓜2～3根，干红辣椒4个（掰成小段）。

【调料】精盐、白醋、冰糖、蜂蜜、味精各适量。

【做法】①将黄瓜洗净，切成小段，放在干净容器内用精盐搅拌均匀，20分钟后将渗出的水分倒掉。②将精盐、白醋、冰糖、蜂蜜、味精搅拌均匀，放置到冰糖完全溶解，做成调味料。③将刚才调好的调味料倒入黄瓜中搅拌均匀，放置冰箱中冷藏1天即可。

【特点】本品酸中带甜，辣味适中，冰爽可口，开胃消食。

● 开胃酸豆角

【主料】豇豆1000克。

【调料】精盐、花椒、高度白酒各适量。

【做法】①锅里和水，加入花椒，烧开，再加入精盐，凉凉待用。②豇豆洗净，放入开水锅中，汆烫断生，1分钟后捞起，沥干水分。③取一提前洗净晾晒到完全干透的坛罐或其他容器，将晾干的豇豆放入其中，再倒

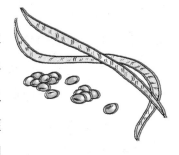

上放凉的花椒水，直到豇豆被完全淹没，瓶口留少许空间，倒入高度白酒，密封保存。④室温放置4天以后就可以食用了，尽量用无水无油的

筷子夹取泡好的酸豆角。

【特点】酸豆角是很多人喜爱的腌制食物，利用简单的发酵让豆角有自然的酸味，吃起来酸脆爽口，十分开胃。

● 酱香萝卜条

【主料】青萝卜1000克。

【调料】酱油适量。

【做法】①将青萝卜的顶及根须的残留部分切去，切成条。②用清水浸泡4~5小时后，捞出榨干水分，可以压出20%的水分。③放入酱油中腌渍2天，每天倒1次缸，即为成品。

【特点】本品咸鲜中略带脆甜微辣，是夏季的开胃菜。

● 韩国泡菜

【主料】白菜1棵，苹果、梨各1个，白萝卜500克，牛肉汤1500毫升。

【调料】葱、大蒜、精盐、辣椒粉、味精各适量。

【做法】①将白菜去除根和老帮后，用清水洗净，沥干水分，用刀切成4瓣，放入盆内，撒上精盐腌4~5小时。②白萝卜去根、须、皮，切成薄片，用精盐腌一下。③苹果、梨去皮，切成末；葱切碎，大蒜捣成泥。④将腌渍好的白菜、白萝卜沥去腌水，装入坛内。⑤把苹果、梨、牛肉、葱末、蒜泥、精盐、辣椒粉和味精混在一起浇到白菜上，卤汁要淹没白菜，上面用干净重物压紧，使菜下沉。⑥时间可根据季节而定，夏季一般1~2天；冬季一般3~4天即可。

【特点】本品不但味美、爽口，酸辣中另有一种回味，而且具有丰富的营养，是佐粥佳品。

什锦泡菜

【主料】圆白菜、油菜、黄瓜、胡萝卜和小玉米各250克。

【调料】干辣椒、香叶、精盐、白糖、白醋、麻油各适量。

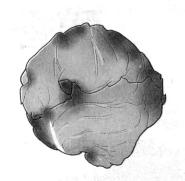

【做法】①把干辣椒、香叶、白糖倒入锅中，加适量水用大火熬50分钟，至汁熬成黏稠状，倒入容器中凉凉，加入适量白醋、麻油和精盐，用勺搅匀。把油菜放入锅中用大火煮3分钟，捞出用冷水过凉。②圆白菜切成大块，黄瓜切成长方形片，胡萝卜去皮、切成长方形片。③把小玉米的根切掉放入容器中。再把切好的蔬菜及过凉的油菜倒入容器中搅匀，腌制20分钟。如果时间充足，将各种蔬菜腌制12小时效果会更好。

【特点】什锦泡菜可以说是食品中的开胃先锋，泡菜不仅清爽可口，而且营养丰富，非常适合佐粥食用。

腌糖醋蒜头

【主料】鲜蒜头1500克。

【调料】精盐、白糖、醋各适量。

【做法】①削去蒜头须根，留蒜梗，剥去干皮，清洗后入缸。②每1000克蒜头加50克精盐，腌1天，中间倒缸3次。③再加水撤去辣味，每天换水1次，连续4天。④捞出蒜头，沥干水分，加入适量精盐、白糖、凉开水，拌匀，再入缸腌制，放阴凉处。⑤15天左右即成。一般在食用前5天加入醋浸泡。

【特点】本品酸甜可口，适合佐粥食用。

醇香美味酱卤小菜

● 五香豆腐干

【主料】豆腐干300克。

【调料】生姜、大葱、糖色、五香粉、鲜汤、精盐、鸡精、八角、白糖、植物油、麻油各适量。

【做法】①生姜洗净拍破，切段；大葱洗净，切段。②锅置火上，放入植物油，加入姜、葱段炒香，加鲜汤、豆腐干、糖色、五香粉、精盐、八角、白糖，改用小火慢慢收汁。③待汤汁浓稠时放入鸡精，当豆腐干内部入味后，捞出豆腐干，淋入麻油拌匀，切片装盘即可。

【特点】五香豆腐干富含丰富的蛋白质，而且豆腐蛋白属完全蛋白，且含人体所需的氨基酸，营养价值较高。

● 酱卤花生

【主料】红皮花生250克。

【调料】大料、小茴香、植物油、黄豆酱油、冰糖各适量。

【做法】①将大料和小茴香装入调料包，加入植物油、黄豆酱油、300毫升水和冰糖中，加热之后制作浓郁的酱卤汁。②红皮花生放入水中泡发至外皮起皱，沥干水分后，放入做好的酱卤汁中。③ 加热至沸后，转小火继续焖煮30分钟，熄火后泡上一夜，食用味道更佳。

【特点】酱卤花生配白米粥，另外再就着主食，是冬日里地道的中式早餐，带给人暖胃的感觉。

● 麻辣卤蛋

【主料】鸡蛋10个，茶叶15克。

【调料】酱油、精盐各适量，卤包1包。

【做法】①将鸡蛋外壳仔细洗净，放入锅中，倒入清水，直到盖过鸡蛋上方。②在水中加入精盐，先用大火煮开，煮的时候将鸡蛋翻动数次，可让煮出来的蛋黄集中在鸡蛋中间。③水开后转小火，煮10分钟后熄火，再焖5分钟，即可取出放凉备用。④将卤包及茶叶、酱油、精盐一起放入锅中煮开，鸡蛋轻轻敲出裂痕，放入锅中，用小火慢慢煮约1小时，熄火后再浸泡2小时即可。

【特点】本品茶叶的清香与香料的浓香浑然一体，味道鲜美嫩滑，芳香可口。

● 酱卤牛肚

【主料】牛肚300克，红烧汤底1500毫升，蒜苗丝50克。

【调料】辣椒丝、葱花、麻油各适量。

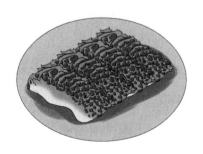

【做法】①将牛肚放入红烧汤底中，用小火炖煮约1小时30分钟至熟软。②取出炖好的牛肚，待凉后切片，加入辣椒丝、蒜苗丝、葱花、麻油拌匀即可。

【特点】牛肚含有丰富的蛋白质、钙、

磷、铁等微量元素，有养益脾胃、补气养血、补虚益精的作用。佐粥食用，劲爆爽口。

● 卤猪耳朵

【主料】猪耳朵1个。

【调料】花椒、桂皮、丁香、八角、白糖、胡椒粉、精盐、酱油、白酒、白醋各适量。

【做法】①猪耳朵先用小火烘一下，然后用小刀刮毛，清洗干净，入开水汆烫过，捞出洗净。②锅中加水，放入花椒、桂皮、丁香、八角、白糖、胡椒粉、精盐、酱油、白酒、白醋和猪耳朵，煮约40分钟，然后熄火浸泡。③待汤汁稍凉即可捞出切片或切丝食用。

【特点】卤猪耳朵是大众菜，做法非常简单，适合佐粥食用。

● 酱牛肉

【主料】牛腱肉500克。

【调料】干辣椒、花椒、八角、桂皮、葱段、姜块、老抽、料酒、白糖各适量。

【做法】①牛腱肉洗净过水沥干，切成几大块。②锅内加水、老抽、白糖、花椒、干辣椒、八角、桂皮、料酒、姜块、葱段、牛腱肉，大火烧开转小火炖60分钟（期间要翻滚牛腱肉）。③取出牛肉待凉后切成薄片即可。

【特点】酱牛肉酱味浓厚，肉质香醇，适合佐粥食用。

营养美味蒸小菜

○ 咸蛋蒸肉饼

【主料】猪肉300克，熟咸蛋2枚。

【调料】胡椒面、花生油、浅色酱油、干淀粉、精盐、汤水味精各适量。

【做法】①将猪肉剁烂，加精盐、味精、咸蛋清、干淀粉搅至起胶，再加少许花生油拌匀，然后放盘中压扁、做成肉饼。②把咸蛋黄压扁，放在肉饼上，用中火蒸熟，取出，用汤水、浅色酱油调匀，浇在肉饼上即成。

【特点】咸蛋具有特别的咸香味，与猪肉糜拌在一起，蒸成肉饼，是广东各地家庭常用菜肴，很适合佐粥食用。

○ 蛤蜊蒸蛋

【主料】蛤蜊10只，鸡蛋2枚。

【调料】精盐、鸡精、料酒、姜片、葱花、鲜味汁各适量。

【做法】①提前将蛤蜊用盐水浸泡2小时以上（也可以在水里放入适量麻油），让其吐尽泥沙，用刷子将蛤蜊表面清洗干净。②锅中加水，放入姜片和料酒烧开，将蛤蜊放入，煮至开口立即捞出。

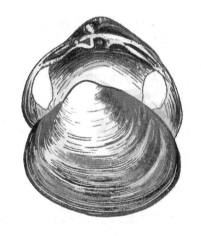

③将煮好的蛤蜊去壳排放在蒸盘中，煮蛤蜊的水捞去姜片凉凉待用。④鸡蛋打散，加入精盐、鸡精和凉至温热的蛤蜊水调匀（鸡蛋和蛤蜊水的比例是1∶1）。⑤将鸡蛋液打散，然后倒入放好蛤蜊的蒸盘中，用保鲜膜覆盖起来。⑥将蛤蜊放入蒸锅，水开后转中火，蒸10分钟左右。⑦蒸好以后的蒸蛋撒上适量鲜味汁和葱花即可。

【特点】本品将煮蛤蜊的水加入鸡蛋中，所以滑嫩的鸡蛋和鲜美的蛤蜊融为一体，实属鲜嫩美味之物。

● 百合蒸南瓜

【主料】南瓜500克，百合2个，金丝枣8枚。

【调料】白糖（或冰糖末）适量。

【做法】①南瓜去皮、去瓤，切厚片，摆到盘中。②在南瓜上均匀地撒上白糖（或冰糖末）。③百合洗净，将褐色部分去掉，撒到南瓜上。④金丝枣用清水泡软，也撒到南瓜上。⑤将盘子放入蒸锅，大火蒸开，小火继续蒸约20分钟即可。

【特点】本品软绵可口，是一道老少皆宜的健康菜。

● 香菇肉末蒸豆腐

【主料】豆腐1块，猪肉末1小碗，胡萝卜1/4根，洋葱半个，香菇（干）适量。

【调料】红辣椒、料酒、生抽、精盐、湿淀粉、葱花、姜末、麻油、玉米油各适量。

【做法】①香菇（干）泡发后洗净，切丁；豆腐用开水焯过；洋葱、胡萝卜都切成丁。②猪肉末加精盐、料酒、湿淀粉及少许清水腌制一会儿。③锅烧热后放入玉米油，下洋葱丁和姜末炒香，放入胡萝卜丁翻炒。④倒入猪肉末炒至肉变色，放入料酒、生抽调味。⑤放入香菇丁翻炒均匀，加入精盐调味，关火。⑥豆腐切成小块，放入玻璃器皿中，把炒好的猪肉末香菇倒在豆腐上。⑦撒上葱花和红辣椒，放入微波炉中蒸8～10分钟即可。

【特点】本品是一道很家常的美味豆腐佳肴。香菇和肉末帮助增加了豆腐的香味，也使得营养更加全面。加入辣椒，让这道蒸菜成品后颜色鲜红亮丽，是老幼皆宜的美食佳品。

● 梅干菜蒸鸡翅

【主料】鸡翅4个，梅干菜1小把。

【调料】姜片、料酒、生抽、精盐各适量。

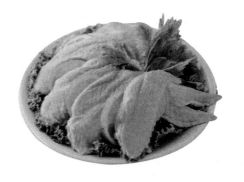

【做法】①鸡翅洗干净，擦干水，正反面各划1刀，用料酒、生抽、精盐腌60分钟。②梅干菜用温水洗干净、切段，然后加精盐用清水浸泡。③盘底铺上点姜片，把腌好的鸡翅放上去，然后放上泡好的梅干菜，浇点腌鸡翅的卤水。④上锅蒸40分钟，等梅干菜酥烂，鸡翅可以用筷子轻松地插透时就可以关火了。

【特点】本品美味可口，爽口而不腻人，适合佐粥食用。

● 香蒸腊鸡腿

【主料】鸡腿2个。

【调料】花椒、生姜、料酒、精盐各适量。

【做法】①鸡腿洗净剔去大油，表面划上几道口子利于入味，洗净的放在通风环境下晾干。②精盐和花椒在干净铁锅里炒匀炒热，离火放凉，抹在鸡腿表面，边抹边用力搓，至精盐再也抹不上去而掉下来为止。③将鸡腿放进冰箱，24小时后，将鸡腿翻身再腌，每天翻一下，连续3天。④3天后，将鸡腿系上绳子，等太阳下山后，将鸡腿架空放到通风处晾过夜，第二天早晨再收进冰箱。⑤连续晾3天，至鸡肉开始收紧泛红即可。⑥食用的时候，淋上料酒，盖上几片生姜即可上锅蒸，蒸好了切开食用。

【特点】本品色泽金黄，造型美观，质地细腻，油润味鲜，腊香浓郁，味美可口，非常适合佐粥食用。

爽口清香小炒菜

糖醋藕片

【主料】莲藕400克。

【调料】油、蒜、姜、白糖、白醋、酱油、鸡精、精盐各适量。

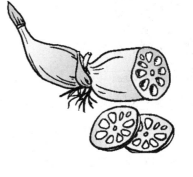

【做法】①将蒜和姜切片；莲藕洗净，刮去外皮，切片，备用。②调一碗酸甜汁：精盐、白糖、白醋、鸡精和酱油，再加一点水。③热锅倒油，放入蒜片和姜片，炝香。④放入藕片，翻炒均匀，直到藕片将锅内的油吸进。⑤倒入酸甜汁，翻炒，至锅中汤汁变得黏稠即可。

【特点】糖醋藕片是一道家常菜肴，成品色泽鲜亮，酸甜酥嫩，适合佐粥食用。

扁豆炒肉丝

【主料】扁豆250克，猪瘦肉200克，红椒1根，豆腐干适量。

【调料】植物油、水淀粉、精盐、料酒、鸡精、蒜末各适量。

【做法】①将扁豆择去两头去筋，清洗干净，切丝；猪瘦肉洗净，切丝；豆腐干切丝备用。②将猪瘦肉丝放入蒜末倒入盆内，用水淀粉、精盐、料酒上浆，用热锅温油滑散捞出。③将植物油放入锅内，再倒入豆腐干丝热后下入红椒炝锅后出锅备用。④将扁豆丝煸炒一下加入少许水焖一下，再加入炒好的猪瘦肉丝和豆腐丝，加入精盐、鸡精，水淀粉勾芡即可。

【特点】本品白绿相间，色泽美观，味道鲜嫩，鲜咸可口，肉香宜人。

● 蒜蓉西蓝花

【主料】西蓝花1个。

【调料】油、橄榄油、精盐、鸡精、大蒜、水淀粉各适量。

【做法】①西蓝花洗净掰小朵；大蒜剁碎备用。②锅中加水烧开，加入少量的精盐和橄榄油，放入西蓝花焯1分钟，捞入冷水中冲凉后沥干水分。③炒锅中倒入油，油热后下蒜末翻炒出香味，倒入焯好的西蓝花翻炒均匀。④加入精盐和鸡精，用水淀粉勾薄芡即可。

【特点】蒜蓉西蓝花是一道营养丰富、健康美味的清香家常菜。

● 西芹炝腐竹

【主料】西芹500克，腐竹（干）100克。

【调料】油、花椒、麻油、香葱、蒜末、鸡精、精盐各适量。

【做法】①西芹切细丝；腐竹切丝备用；香葱切末。②锅里放油，加入花椒做成花椒油，将花椒捞出。③放入蒜末、香葱末爆香，淋麻油。④放入西芹丝和腐竹丝炒香，加精盐和鸡精调味即可。

【特点】本品清新爽口，口感甚佳，是佐餐佳品。

● 海米炝西葫芦

【主料】西葫芦1个，海米10个。

【调料】香葱、蒜末、麻油、精盐、鸡精各适量。

【做法】①西葫芦切丁，洗净；海米用水泡一下；香葱切末。②锅里爆香蒜末、香葱末，淋点麻油炝锅。③放入海米爆香，加入西葫芦丁炒软。④加精盐和鸡精调味即可。

【特点】海米可以补钙、锌等多种矿物质，而且味道鲜香，食用方便，是深受大众欢迎的廉价海鲜。用海米炝西葫芦，口味清淡，营养丰富，是一道很好的佐粥小菜。

● 芦笋炒鸡丝

【主料】芦笋300克，鸡胸肉1块，红、黄彩椒各半个，大蒜2瓣。

【调料】油、精盐、生抽、淀粉、料酒、胡椒粉各适量。

【做法】①鸡胸肉切丝，用精盐、淀粉、料酒、胡椒粉油拌匀备用。②红、黄彩椒切丝；大蒜切片；芦笋切去老根，斜切寸段备用。③炒锅烧热，倒入油，凉油下入腌制的鸡丝炒至变色倒出备用。④炒锅重新烧热，倒入油，四成热时下蒜片爆香，接着放入芦笋快速翻炒，再倒入鸡丝，调入精盐、生抽，最后倒入红、黄彩椒丝翻炒均匀即可出锅。

【特点】芦笋本身的营养价值很高，再以鸡胸肉配合彩椒来清炒，味道鲜美，口感清爽，适合佐粥食用。

美味精致小点心

● 榴莲糯米糍

【主料】榴莲1块，糯米粉150克，牛奶250毫升，淀粉40克。

【调料】植物油、白糖各适量。

【做法】①把糯米粉、牛奶、淀粉混合，加入植物油、白糖，上笼大火蒸15分钟至熟透，凉至不烫手，倒入干锅，刚蒸熟凉凉的熟粉翻炒大约1分钟即可。②两手沾满糯米粉约20克，趁热拿住面团。③尽量揉成条状，用

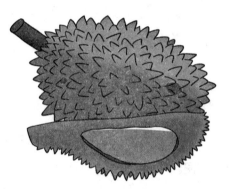

小刀切成大小相等的小块，然后取一块压扁，包入榴莲肉（中间如果有黏手的地方就蘸点糯米粉）。④全部揉好即可放入冰箱冷藏1个小时，随后食用。

【特点】本品皮脆馅甜，黏香适口。

● 香煎红薯饼

【主料】红薯1个，糯米粉适量。

【调料】白糖、白芝麻、植物油各适量。

【做法】①红薯洗净去皮切小块，隔水蒸软，趁热加入白糖，压烂成泥。②加入糯米粉揉成柔软的粉团（如果过干，可以酌量加热水，加粉的时候可以一边加粉一边搅拌，当所有红薯泥都结成粉团时就可以用手揉了，最后和成光滑柔软的面团）。③将粉团搓成条再分成小份，揉成球状，再压扁。④不粘锅入植物油烧至五成热时将饼放入，每个饼上撒少许白芝麻，中火煎至金黄。⑤翻面煎至金黄即可。

【特点】红薯含有丰富的糖、蛋白质、纤维素和多种维生素。红薯与米面混吃，可以得到更为全面的蛋白质补充。

◉ 芝麻牛肉馅饼

【主料】牛肉馅250克，面粉350克，干酵母2克，芝麻适量。

【调料】精盐、白糖、料酒、胡椒粉、酱油、味精、葱末、姜末、植物油各适量。

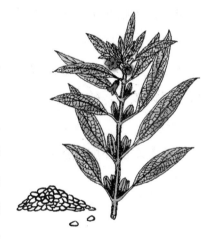

【做法】①干酵母放入少许温水中静置3分钟，面粉放入盆中，分几次倒入酵母水拌匀，和成面团加盖放在温暖的地方发酵至2倍大。②牛肉馅中放入精盐、白糖、料酒、胡椒粉、酱油、味精、葱末、姜末搅拌均匀，再分次加入共100毫升清水，搅打上劲。③发酵好的面团揉搓均匀，面团内的气体要全部排出，搓成长条分割成剂，分别用擀面杖擀成中间厚外面薄的圆片，包入牛肉馅收口用手按扁。④馅饼表面粘芝麻用手压实，使芝麻粘牢。⑤锅烧热，放植物油至铺满锅底，把馅饼逐个放入锅内，有芝麻的一面先煎2分钟，待一面煎黄后，再翻面加锅盖煎另一面4分钟，最后再翻一次稍煎1分钟即可出锅。

【特点】芝麻牛肉馅饼是一道营养均衡的佐粥小点心，也可作为主食。皮薄馅厚，馅心滋润软滑，味道香而不腻。

● 葱油饼

【主料】面粉500克，葱100克。

【调料】植物油、精盐、花椒粉各适量。

【做法】①面粉加水，揉成柔软的面团，饧20～30分钟；葱切成葱花，备用。②饧好的面团揉至表面光滑，之后分成两等份。③取其中一块，在面板上撒上干面粉，擀成大片，稍薄些，在面片上撒上精盐和花椒粉，抹上植物油，并均匀撒上葱花。④从面片的一边卷起，卷成长条卷，将长条卷的两头捏紧，自一头开始卷，卷成圆盘状。然后将圆饼擀得薄些，动作要轻，避免葱花扎破面皮。⑤平底锅放入少量植物油，烧热，将饼放入，转中火，边烙边用铲子旋转，烙成两面金黄，切成小块装盘即可。

【特点】本品外层松脆香口，内里则绵软细嫩，多吃也不觉油腻。